Warum & Wieso – Fragen öffnen neue Wege

AF842410

Anouk Claes

Warum & Wieso

Fragen öffnen neue Wege

Allinti

Die in diesem Buch vorgestellten Übungen und Beispiele aus der Praxis dienen der Information und Weiterbildung und sind nach bestem Wissen und Gewissen geprüft. Sie sollen jedoch keinesfalls ärztlichen Rat oder Hilfe ersetzen. Eine Haftung des Verlags oder der Autorin sowie der anderen an diesem Buch beteiligten Personen für etwaige Schäden, die sich aus dem Gebrauch oder Missbrauch der in diesem Buch präsentierten Vorgehensweisen ergeben, ist ausgeschlossen.

Originalausgabe 2010

Copyright © 2010 Allinti Verlag GmbH, Allschwil und St.Gallen
Das Werk ist urheberrechtlich geschützt. Sämtliche, auch auszugsweise Verwertungen bleiben vorbehalten.

Lektorat: Marcus Caluori
Foto auf Umschlagrückseite: Siggi Bucher
Umschlaggestaltung, Satz und Layout:
Fotosatz Reinhard Amann, Aichstetten
Druck und Bindung: Durabo, Čelákovice
Printed in Czech Republic
Gedruckt auf säurefreiem, chlorfrei gebleichten Papier

ISBN 978-3-905836-07-3

www.allinti.ch

Inhalt

Einleitung

Während meiner langjährigen Arbeit stellten mir die Menschen immer viele Fragen. Zum einen waren diese sehr allgemein, zum anderen betrafen sie sehr spezifische Problemsituationen. In diesem Buch möchte ich einige dieser Fragen beantworten. Und ich möchte dies nicht nur tun, indem ich einfach zu jeder Frage eine Antwort gebe. Ich erläutere darüber hinaus, wieso ich diese ganz bestimmte Antwort gebe. Oder auch, wieso ich gewisse Glaubensstrukturen bevorzuge und andere nicht.

Häufig besteht eine große Verwirrung, wenn es um Antworten geht. Viele Menschen haben die Fragen, die sie mir stellten, zuvor auch schon anderen gestellt und bekamen viele unterschiedliche Antworten. Sie fragten mich daraufhin, welche Antwort ich für die richtige halte. Mit den ausführlichen Antworten in diesem Buch möchte ich Klarheit in die vielen Fragen rund um die Themen Energiefeld, Gefühle, Erweiterte Wahrnehmung, Verstorbene, Jenseits, Angst usw. bringen. Denn nur wenn Klarheit herrscht, können Fragen auch neue Wege öffnen.

Im Buch kommen bestimmte Begriffe wie Geist, Ego, Materie, Reptilienhirn usw., immer wieder vor. Was diese Begriffe bedeuten, erklärte ich umfassend in meinen drei vorgängigen Büchern. Es würde den Rahmen sprengen, hier nochmals im

Detail darauf einzugehen. Interessierte mögen sich bitte dort eingehend informieren.

Nun wünsche ich Ihnen viele Erkenntnisse, die Ihnen neue Wege zu öffnen vermögen.

Anouk Claes,
Basel, im Mai 2010

Energiefeld

Frage

Was genau ist die Aura, ist sie das gleiche wie das Energiefeld?

Antwort

Das, was gemeinhin als Aura oder auch Energiekörper bekannt ist, ist dasselbe, was ich in meiner Theorie als Körper-äusseres Energiefeld bezeichne. Was genau die Aura ist, darüber gibt es sehr viele Theorien; ich empfehle, dass Sie eine auswählen, die sich für Sie stimmig anfühlt.

Erweiterte Erklärung

»Warum und Wieso« bedeutet für mich, dass es wichtiger ist, Fragen zu stellen, als Antworten zu bekommen. Es gibt viele Theorien über die Aura oder das Energiefeld. Ich habe selbst auch eine. Solange es aber um Inhalte geht, die wir mit unseren Augen oder mit wissenschaftlichen Geräten nicht überprüfen können, besteht für mich ein enormer Freiraum für jeden, selbst zu entscheiden, welche Bedeutung das Energiefeld hat. Eine solche Theorie bezeichne ich meistens als Glaubensstruktur.

Grundsätzlich gibt es für mich in der sichtbaren und unsichtbaren Welt Information, sehr viel Information. Man sagt ja, dass wir jetzt in einem Informationszeitalter sind. Eine Glaubensstruktur ist für mich ein Modell, um Informationen in einen sinnvollen Kontext zu setzen, so dass man damit arbeiten kann. Ich arbeite nicht mit dem Konzept, ob eine Glaubensstruktur wahr ist oder nicht, sondern für mich sind sie generell einmal alle möglich. Ich bevorzuge aber Glaubensstrukturen, die Information einfach darstellen und womit sich leicht arbeiten lässt.

Eine sehr verbreitete Glaubensstruktur über die Aura oder das Energiefeld beinhaltet eine Farbtheorie. Diese Glaubensstruktur benutze ich nicht mehr. Meine Methode, die Aura darzustellen, ist aus meiner praktischen Arbeit mit dem Energiefeld entstanden. Früher sah ich mir diese Farben auch an, merkte dann jedoch, dass sich damit praktisch wenig machen lässt. Die Aura sieht unter Umständen sehr schön aus, ist aber wenig aussagekräftig. Viele Menschen sind zwar neugierig, welche Farbe ihre Aura hat, können jedoch mit diesem Wissen nicht viel anfangen. Kommt dazu, dass bestimmte Farben Angst machen und andere bevorzugt werden, obwohl eine Farbe an und für sich weder gut noch schlecht ist. Ich begann die Aura ausschließlich in Schwarz-Weiß zu sehen, weil ich auf diese Weise einen klaren Überblick über die Struktur habe. Da ich die Emotionen in Farbe wahrnehme, gibt mir das die Möglichkeit, beides zur gleichen Zeit anzusehen. Damit werden auch die Zusammenhänge von Innen und Außen auf einen Blick sichtbar.

Es gibt auch eine Theorie, die besagt, dass das Energiefeld mit den Chakren verbunden ist, und sehr verbreitet ist auch der Glaube an die sieben Schichten der Aura. Ich benutze diese Glaubensstrukturen nicht, weil ich sie zu kompliziert finde. Deswegen, wählen Sie selbst aus, welche Glaubensstruktur sie benutzen möchten.

Frage

Mein Sohn ist acht Jahre alt. Er sagt, er sehe vielfach Farben um die Menschen herum. Ist das dieses Energiefeld, das sie im Buch »Angst« beschrieben haben? Und wenn ja, kann ich meinen Sohn unterstützen, diese Gabe zu behalten? Brauche ich ihm dazu etwas zu erklären?

Antwort

Wie ich oben beschrieben habe, sind diese Farben sehr schön anzuschauen. Häufig geht mit der Zeit diese Art der Wahrnehmung zurück, weil man nicht weiß, was man damit anfangen soll. Es hängt davon ab, ob Ihr Sohn Interesse hat an diesen Wahrnehmungen oder ob er es einfach gerne anschaut. Falls er Interesse zeigt, können Sie ihm erklären, dass dies die Aura oder das Energiefeld ist, das jeden Menschen umgibt, und ihn darauf aufmerksam machen, dass die Farben Auskunft über den jeweiligen Gefühlszustand dieser Person geben. Sie können auch fragen, ob er schon solche Zusammenhänge beobachtet habe. Oder mit ihm zusammen beginnen, Felder miteinander zu vergleichen – und ihn dabei auch über sein eigenes Feld befragen. Es ist vergleichsweise ähnlich, wie wenn man draußen Vögel beobachtet. Viele schauen sich die Vögel gerne an, aber nur wenige beobachten sie genauer und beginnen, sie in Kategorien aufzuteilen und zu erforschen. Ich würde damit umgehen, als ob es ein ganz normales Hobby sei.

Erweiterte Erklärung

Es kommt sehr häufig vor, dass Kinder Energiefelder sehen, und später – wenn sie heranwachsen – nicht mehr. Ich denke, das liegt nicht an der schwindenden Fähigkeit, diese Farben zu sehen, sondern vielmehr daran, dass man mit dem nichts nützliches anzufangen weiß. Ich kann natürlich nur meine Erfahrung schildern; ich fand diese Farben auch sehr schön, aber es wurde langweilig, als ich mich daran gewöhnt hatte. Weil es mich aber weiterhin interessierte, begann ich das Feld zu studieren und zu vergleichen. So habe ich langsam ein Konzept entwickelt, das es mir ermöglichte, aus dem Energiefeld für mich sehr nützliche Informationen zu bekommen. Dies war dann natürlich spannend und interessant. Deswegen ist es so wichtig, dass man sich getraut, herrschende Theorien in Frage zu stellen, und zu schauen, was man selbst benötigt.

Viele Menschen bereuen, diese Begabung – aus was für Gründen auch immer – als Kind nicht trainiert zu haben. Doch das heißt nicht, dass man deswegen, wenn man selbst ein Kind mit dieser Begabung hat, meint, man müsse alles daransetzen, dass es die Begabung behält. Wichtig ist, herauszufinden, ob das Kind Interesse zeigt. Denn eine solche Begabung kann auch eine große Belastung sein. Wie bei jeder Begabung gibt es hierbei ebenso Vor- und Nachteile.

Frage

Übungen mit der Aura von Elementen: Benötigt es eine Begabung, um die Aura der verschiedenen Elemente und Materialien wie Wasser, Holz, Plastik etc. zu spüren? Ich spüre nur, dass da eine Aura ist, kann aber keine Unterschiede feststellen, zum Beispiel von einer »Plastikaura« zu einer »Wasseraura«.

Auch für die Kommunikation mit den Zellen, muss ich da begabt sein oder können das alle?

Antwort

Wenn Sie das Energiefeld dieser einzelnen Elemente spüren können, ist das schon die eigentliche Begabung, die es braucht. Um auch die Unterschiede zwischen den einzelnen Energiefeldern wahrnehmen zu können, benötigt es viel Übung. Also einfach immer wieder ausprobieren und versuchen, ein Gefühl dabei zu bekommen. Ich habe dies schon viele Menschen gelehrt, es braucht etwa ein halbes bis ein Jahr, bis man anfängt, Unterschiede zu erkennen. Es ist wie ein neues Sinnesorgan, woran man sich erst gewöhnen muss.

Ähnlich verhält es sich mit der Kommunikation mit den Zellen. Zusätzlich braucht es aber einen guten Bezug zum Körper. Vorurteile schränken die Wahrnehmung am meisten ein. Wenn man, um nochmals auf Ihre erste Frage zurückzukommen, zum Beispiel Plastik als Material ablehnt, wird man es energetisch auch kaum gut wahrnehmen können. Das gleiche gilt für den Körper: ordnet man ihn dem Geist unter, erschwert dies die Wahrnehmung. Daher sollten Sie also möglichst viel – und mit Geduld – mit dem eigenen Körper kommunizieren.

Erweiterte Erklärung

Ich bezeichne meine Arbeit, Dinge zu sehen und mit allem Möglichen zu kommunizieren, als Handwerk. Es braucht ein wenig Begabung, sehr viel Übung, viel Geduld und eine Portion Neugier – und hin und wieder gute Nerven. Genau gleich wie bei Sport, bei Musik, aber auch bei Berufen wie etwa jenen des Patissier oder des Goldschmieds – ja, eigentlich bei fast allen Dingen. Es ist hier wie da: Übung macht den Meister!

Frage

Immer wieder begegne ich Menschen, die mir Energie wegnehmen. Ich habe einmal gelesen, dass es so genannte »Energie-Sauger« gibt. Das sind Menschen, die selbst nicht genügend Energie haben und sie den anderen wegnehmen. Ich fühle mich dann häufig wie leer und habe keine Energie mehr übrig. Ich versuchte schon, einen Schutzkreis um mein Energiefeld zu erstellen, und ich reinigte es auch schon mehrmals. Doch ich bekomme das Problem nicht weg. Was raten Sie mir?

Antwort

Ich empfehle Ihnen als erstes meine Ausführungen zum Energiefeld zu lesen und auch die vorgeschlagenen Übungen zu machen[1]. Ich gehe davon aus, dass unsere Energiequelle, das Zentrum des Energiefeldes, unbegrenzt viel Energie produziert. Das Konzept der »Energie-Sauger« benutze ich nicht. Wenn wir unbegrenzt viel Energie haben, ist es unerheblich, wenn jemand davon ein wenig oder ganz viel wegnimmt. Es wird sofort wieder automatisch nachgefüllt. Sie werden sich dann nicht mehr leer fühlen, Sie brauchen auch Ihr Feld nicht mehr zu reinigen und Schutz benötigen Sie ebenso nicht mehr. Die Konzepte von Schutz und Reinigen sind auch ein wenig aufwendig, deswegen bevorzuge ich eine Glaubensstruktur, bei der dies alles nicht nötig ist – versuchen Sie es.

Erweiterte Erklärung

Auch hier sorgt eine bestimmte Glaubensstruktur für ein Problem. Ich kenne viele Menschen, die ihr Energiefeld reinigen.

[1]) Angst – Beschützer rund um die Uhr, Allinti, ISBN 978-3-905836-03-5

Bei einigen funktioniert das ganz gut und sorgt auch nicht für Probleme. Schwieriger wird es, wenn die Reinigung oder der Schutz nicht mehr funktioniert. Dann werden häufig noch aufwendigere Schutzrituale vollzogen, und es wird schwer, all dies in den Alltag einzubauen. Deshalb bevorzuge ich eine einfachere Glaubensstruktur ohne Schutz, weil ich davon ausgehe, dass alle Energien neutral, also weder gut noch schlecht sind.

Gefühle

Frage

Ich habe Probleme, meine Gefühle auszudrücken. In meinem Leben habe ich auch nur ganz selten geweint. Nicht einmal an der Beerdigung meiner Schwester, die vor vielen Jahren gestorben ist, konnte ich weinen, obwohl das alle anderen taten. Ich denke, mit mir stimmt etwas nicht. Die Übungen mit den Emotionen[2] habe ich ausprobiert, und ich konnte die Trauer als ganz angenehm warm empfinden. Was bedeutet das für mich? Ich bin auch schon längere Zeit in Therapie, um zu versuchen, mehr an meine Gefühle heranzukommen, aber es gelingt mir immer noch nicht zu weinen.

Antwort

Es gibt Menschen, die ihre Gefühle von Natur aus anders wahrnehmen als die Mehrheit. Ich begegne ab und zu Personen wie Ihnen, und für mich ist das eigentlich sehr normal. Sie sind einfach in einem anderen Frequenzbereich. Wenn Sie nicht weinen können, bedeutet das nicht unbedingt, dass Sie die Trauer verdrängt haben. Es ist eine Temperamentssache, was an sich ok ist. Wenn Sie mit Menschen zusammen wären, die auch so sind, dann würde Ihnen dies nicht auffallen. Aber da jeder verschieden ist, beginnt man zu vergleichen. Ich denke, das Problem liegt eher darin begründet. Wenn Sie versuchen,

[2]) Gefühle, Geist und Ego, Allinti, ISBN 978-3-905836-02-8

Ihre Gefühle auszudrücken, wie viele andere das tun, versuchen Sie Ihren natürlichen Frequenzbereich zu ändern, und das entspricht nicht Ihrer eigenen Art. Deswegen ist es auch so schwierig für Sie.

Wahrscheinlich werden Sie von anderen Menschen auch oft als kühl oder sogar gefühllos angesehen. Denn je nach dem Frequenzbereich, in welchem Ihr Gegenüber ist, gehen die Gefühls-Wellen aneinander vorbei. Sie spüren eher die Gefühle von anderen Personen als umgekehrt. Daran können Sie nicht sehr viel ändern – außer Sie versuchen, Ihr Selbstvertrauen wieder zurückzubekommen. Und erkennen, dass Ihre Art des Seins auch völlig normal ist. Vielleicht können Sie auch versuchen, Ihrem Gegenüber Ihre Gefühle zu beschreiben.

Erweiterte Erklärung

Wie Sie schon wissen, unterscheide ich in meiner Arbeit unter anderem zwischen Geist, Ego, Körper, Gefühlen und Angst. Geht man von diesen Instanzen aus, könnte man auch sagen: Es gibt Menschen, die sind vom Typ her eher im Ego, andere eher im Geist, und wieder andere eher im Körper. Es gibt auch Menschen, die ängstlicher sind und andere weniger. Das ist etwa vergleichbar mit intro- und extrovertierten Menschen. Ich benutze diese Typologie als ungefähre Einteilung. Es gibt auch Menschen, die ein wenig von allem sind, Mischtypen – sehen Sie also diese Typologie nicht allzu eng. Sie dient einfach zum besseren Verständnis für Sie und für sich selbst. Die Person, die mir die Frage stellte, bezeichne ich demgemäß als jemand, der eher im Geist ist. Ich erlaube mir hier, die Unterschiede extremer auszudrücken als sie sind, denn indem ich ein wenig übertreibe, tritt der Unterschied zwischen den Typen deutlicher zutage.

- *Der Geisttyp:* Das sind Menschen, die, wenn sie zum Beispiel eine schlechte Nachricht erhalten haben oder einfach persönlich emotional leiden, sich weiterhin normal gut auf ihre Arbeit fokussieren und die Probleme für eine gewisse Zeit eher hinter sich lassen können. Diese Menschen haben eine größere innere Distanz zu den Gefühlen, was als Vorteil einen gewissen Freiraum gibt. Nachteilig ist, dass sie die Gefühle nicht so gut ausdrücken oder spüren können.
- *Der Egotyp:* Das sind Menschen, die immer etwas machen müssen. Wenn sie eine schlechte Nachricht bekommen, gehen sie vielleicht das Auto waschen oder im Garten arbeiten. Solche Menschen müssen immer in Bewegung sein bzw. immer handeln.
- *Der Gefühlstyp:* Das sind Menschen, bei denen man jedes Gefühl vom Gesicht ablesen kann. Sie gehen voll durch die Höhen und Tiefen der Gefühle. Wenn alles gut geht, können sie ihre Arbeit machen; wenn es schlecht läuft, ist es für sie eher anstrengend, sich gut zu konzentrieren. Diese Menschen spüren die Gefühle am besten und reagieren stark darauf.

Jeder dieser drei Typen nimmt den Körper anders wahr. Der Geisttyp spürt ihn am wenigsten, weil der Geist sehr viel größer ist als der Körper. Dieser Punkt ist sehr wichtig, weil solche Menschen häufig denken, dass sie eine schlechte Körperwahrnehmung haben. Das kann man aber nicht so generell sagen, sie haben einfach eine andere Wahrnehmung. Für diese Menschen kann es zum Beispiel leichter sein, den Körper von außen (Spiegel) wahrzunehmen, als ihn von innen zu spüren. Weil aber viele denken – wie auch die Person, die mir die Frage stellte –, es stimme etwas nicht mit ihrer Körperwahrnehmung, versuchen sie, diese mit »Training« zu verbessern. Oft funktioniert das aber nicht besonders gut, was dann wiederum zu einer Verzweiflung führen kann. Es ist deswegen für diese Menschen wichtig zu wissen, dass alles (mit ihnen) in Ordnung ist. Wenn man etwas körperlich oder gefühlsmäßig nicht gut spürt, kann man das zwar versuchen zu verbessern, doch man kann es auch einfach bleiben lassen.

Vielleicht erkennen Sie sich in einem dieser Typen wieder. Und wenn das so ist, hoffe ich, hilft Ihnen dies, sich selbst besser zu verstehen und auch den damit verbundenen Vor- und Nachteilen mehr Raum zu geben.

Frage

Ich glaube, dass ich meine Gefühle verdränge. Doch ich spüre nirgendwo Schmerzen im Körper. Kann ich dennoch etwas machen?

Antwort

Gefühle, die verdrängt werden, zeigen sich meistens erst nach längerer Zeit der Verdrängung als Schmerz. Sie können aber trotzdem die Übung mit den »neutralen« Gefühlen machen[3] und wenn Sie sich auf den richtigen Ort im Körper konzentrieren, kehren die Gefühle automatisch dorthin zurück. Das einzige Kriterium, das Sie beachten müssen, ist, dass sich dabei das Gefühl angenehm warm anfühlt. Solange das nicht der Fall ist, sollten Sie weiter üben. Mein Übungsvorschlag: Einmal am Tag ein paar Minuten pro Gefühl.

[3]) Gefühle, Geist und Ego, Allinti, ISBN 978-3-905836-02-8

Erweiterte Erklärung

Verdrängte Gefühle können Schmerzen verursachen, müssen es aber nicht zwingend. Ich möchte hier etwas vertieft auf das Thema der Psychosomatik eingehen. Eine körperliche Symptomatik wegen eines psychischen Problems zu entwickeln, ist möglich, aber nicht zwangsläufig. Man darf den Körper darum bitten, dass er einem Signale gibt, also körperlich auf psychische Dinge zu reagieren. Aber man kann das auch sein lassen. Wenn man nämlich bei jeder Gefühlsschwankung etwas körperlich spüren würde, wäre das auch nicht angenehm. Viele Menschen nehmen an, es sei ein Gesetz, dass sich psychische Dinge früher oder später körperlich manifestieren müssten. Ich sehe das nur als eine Möglichkeit.

Häufig haben Kinder Bauchschmerzen, wenn sie sich emotional nicht wohl fühlen. Hierbei könnte man dem Kind zum Beispiel erklären, dass es mit seinem Bauch reden kann. Das Kind könnte seinem Bauch sagen, er brauche nicht weh zu tun und es fände einen anderen Weg, mit den Gefühlen umzugehen.

An dieser Stelle komme ich noch einmal auf den Titel des Buches zu sprechen: »Warum und Wieso«. Es ist nämlich wichtig, Theorien immer wieder zu hinterfragen. Entscheiden Sie selbst, ob Sie möchten, dass Ihr Körper Ihnen Hinweise auf den emotionalen Bereich (oder auch andere Bereiche) gibt. Fragen Sie sich am besten immer, ob es für Sie hilfreich ist, Hinweise über andere Bereiche von Ihnen, über die Ebene Ihres Körpers (Symptome) mitgeteilt zu bekommen, oder ob Ihnen das nicht weiterhilft.

Frage

Ich spüre sehr stark die Trauer von anderen Menschen. Ich denke, dass ich meine Trauer angenommen habe. Aber wieso werde ich dann immer noch so mitgerissen von den Gefühlen und Geschichten der anderen? Ich werde wie hineingezogen und brauche danach manchmal Tage, bis ich soweit bin, dass ich nicht immer an diese Geschichten denke. Kürzlich hat meine Freundin durch einen schweren finanziellen Schlag ihr Haus verloren. Ich kann nun nicht aufhören, daran zu denken.

Antwort

In einer solchen Situation sind zwei Dinge zu beachten. Einerseits die Gedanken und andererseits die Gefühle. Wichtig ist hier zu unterscheiden zwischen den Gedanken des Egos und jenen des Geistes. Erfährt man von einer schweren Problemsituation, wird das Ego etwas anderes darüber denken als der Geist. Das Ego wertet, der Geist nicht. Oder besser gesagt, der Geist hat die Möglichkeit, die Situation nicht zu bewerten.

So läuft es – etwas stereotyp gesagt – oft ab: Das Ego findet die Situation des anderen ganz schlimm. Entweder bekommt man Angst, man könnte selbst auch in etwas Ähnliches hineingeraten; oder man wünscht sich, dass die andere Person dieses Problem nicht hat; oder man ist froh darüber, es selbst nicht zu haben. Wenn man jetzt im Geist auch Wertungen hat, wird man diese eigenen »schlimmen« Gedanken wegschieben und vom Ego her versuchen, etwas anderes zu denken. In diesem Moment unterdrückt der Geist die Gedanken des Egos. Erstens braucht der Geist Kraft, und zweitens sind die Gedanken immer noch da und versuchen meistens wieder nach oben zu kommen. So ist man eigentlich im Kampf mit sich selbst. Dieses Mitgerissen-sein in die Situation der anderen Person entsteht durch das Durcheinander der eigenen Gedanken zu dieser Situation. Von Bedeutung dabei ist, die Gedanken des Ego dürfen bleiben, und ebenso jene des Geistes, der die Situation nicht bewertet, sondern annimmt. Es ist vergleichbar mit Bahngleisen: man hat zwei verschiedene Gedanken-Gleise nebeneinander, und es braucht eventuell etwas Übung, die Gedanken-Züge nebeneinander laufen zu lassen.

Was das Gefühl der Trauer angeht, so helfen Ihnen »neutrale« Trauer-Übungen, wie ich sie im Buch »Gefühle, Geist, Ego« beschrieben habe. Sie haben kein Problem mit den Gefühlen, sondern das Problem wird verursacht durch die Gedanken über die jeweilige Situation.

Erweiterte Erklärung

Diese Situation gibt es häufig, im Alltag, unter Freunden, aber auch in einer therapeutischen Situation. Es ist normal, wenn das hin und wieder geschieht. Ich richte mich hier aber an Menschen, die sehr häufig nicht »abschalten« können. Es gibt viele Therapeuten, die die Probleme der Patienten mit nach Hause nehmen und teilweise selbst genauso darunter leiden wie der Betroffene. Das macht es natürlich nicht leichter, dem Betroffenen zu helfen. Zu wenig Mitgefühl andererseits ist auch nicht gut. Was kann man tun, wenn es einem schwer fällt, einen Mittelweg zwischen zu viel und zu wenig Mitgefühl zu finden? Es hängt ein wenig davon ab, was für ein Typ man ist.

Die verschiedenen Typen erklärte ich bereits bei der ersten Frage zu diesem Kapitel. Wenn man im Geist ist, ist man eigentlich »eins« mit dem Gegenüber. Der Geist ist die Instanz, die uns alle miteinander verbindet. Als Geist-Typ kann man sich sehr gut in die Lage des anderen hineinversetzen. Das kann bis zu dem Punkt gehen, dass man alles genauso sieht wie der andere. Dies ist hilfreich, außer man kann sich nicht mehr davon lösen. Da es im Geist keine Trennung gibt, braucht es das Ego, um die Distanz herzustellen. Der folgende Tipp ist jetzt vielleicht etwas ungewöhnlich, aber sehr hilfreich, um wieder ein wenig Distanz zu bekommen. Betrachten Sie die Bekleidung Ihres Gegenübers und überlegen Sie sich, ob Sie sie schön finden. Gehen Sie ins Detail und fragen Sie sich, ob das auch zu Ihnen passen würde, ob Ihnen die Farben gefallen usw. Sie können sich auch kurz überlegen, was Sie zu Abend essen möchten. Dies sind banale Dinge, aber nur das Ego kann eine solche Entscheidung treffen. Der Geist aber kennt die tausendfachen Möglichkeiten, und so lässt sich mit ihm nur sehr schwer die Entscheidung treffen, ob ein bestimmter Pullover jetzt zu einem passt oder nicht. Wenn Sie solches denken, bekommen sie automatisch wieder ein bisschen Distanz.

Sind Sie eher ein Ego-Typ sind, laufen Sie weniger Gefahr, total in dem anderen bzw. in dessen Problem aufzugehen. Die Schwierigkeit liegt hier eher darin, dass Sie sich wundern, wieso es Sie nicht mehr berührt. Dies kann zu vielen Schuldgefühlen führen.

Wenn sie ein Gefühls-Typ sind, können sie von den Gefühlen des anderen überwältigt werden und Ihre eigenen nicht mehr spüren. Dieser Zustand kann länger andauern, und Sie können Angst bekommen, sich selbst zu verlieren. In dem Fall helfen die »neutralen« Gefühlsübungen. Was auch nützt, aber ein wenig unkonventionell ist: sich in Eifersucht hineinzusteigern. Denn alle Gefühle lassen sich mit jemandem teilen, außer eben der Eifersucht. Zwei Menschen können wegen derselben

Sache Trauer, Wut, Liebe oder auch Glück empfinden; mit der Eifersucht ist dies nicht möglich, weil das individuell zu unterschiedlich ist. Wenn Sie also spüren, dass eine Trauerwelle eines anderen Menschen über sie hereinbricht, denken Sie zurück an eine Situation in Ihrem Leben, in der Sie Eifersucht empfunden haben, und versuchen Sie, dieses Gefühl wieder zu spüren. Eifersucht hat darüber hinaus auch eine hilfreiche Nebenwirkung: sie »erdet« und »zentriert« die anderen Gefühle. Wie gesagt, es ist unkonventionell, aber es wirkt.

Frage

Da ich oft Schmerzen in den Beinen habe, versuchte ich diese zu verschieben, wie Sie das im Buch »Gefühle, Geist, Ego« empfehlen. Ich bekam dann aber Zweifel, weil ich nicht sicher war, ob es sich um Trauer oder Wut handelt. Wohin soll ich die Schmerzen verschieben, wenn ich nicht sicher bin, welches Gefühl dahinter steckt?

Antwort

Es ist zu Beginn häufig schwierig, herauszuspüren, welches Gefühl hinter einem bestimmten Schmerz liegt. In einem solchen Fall rate ich immer, die Gefühle zur Trauer zurückzuschieben. Hat man sie einmal dorthin verschoben, macht man anschließend die Übung, bei der nacheinander alle Gefühle »geprüft« werden. Wenn es nun zum Beispiel Wut ist und nicht Trauer, ist sie näher bei ihrem Platz als vorher. Übt man kurz darauf die neutrale Wut, geht sie dorthin zurück.

Erweiterte Erklärung

Es braucht nach meiner Erfahrung etwa ein Jahr Übung, bevor man die Gefühle beim Gegenüber erkennen kann. Sie bei sich selbst zu erkennen, ist meistens noch schwieriger – so wie es ja mit vielen Dingen ist. Eine Voraussetzung, um die Gefühle zu erkennen, ist auch eine intensive Auseinandersetzung mit allen Gefühlen. Je mehr man selbst ein Gefühl verdrängt, desto schwieriger wird es sein, dieses Gefühl bei jemand anderem richtig einzuschätzen.

Für das »Zurückschieben« der Gefühle ist es eigentlich nicht so von Bedeutung, genau zu wissen, um welches Gefühl es sich handelt, da die Trauer eine gute »Anlaufstelle« für alle Gefühle ist. Ich sage das, weil Trauer von den meisten Menschen innerlich akzeptiert ist, obwohl sie sehr häufig verschoben wird. Mit »akzeptiert« meine ich in diesem Fall, dass die Menschen von der geistigen Perspektive aus gesehen sich selbst die Erlaubnis geben, dieses Gefühl haben zu dürfen. Beim Glücksgefühl ist diese innere Akzeptanz geringer.

Trauern oder Leiden wird häufig verbunden mit geistigem Wachstum. Leiden ist zwar sehr unangenehm, aber irgendwie glauben wir, innerlich etwas daraus zu lernen. Das ist auch der Grund, warum das Gefühl akzeptiert und gleichzeitig verdrängt ist. Die Verdrängung kann erfolgen, wenn der Schmerz als sehr groß empfunden wird. Wut wird vergleichsweise ebenso häufig verdrängt, aber im Gegensatz zur Trauer haben viele für sich den Anspruch, nicht wütend zu werden. Man möchte dieses Gefühl am liebsten transformieren oder wünscht sich, darüberstehen zu können. Wut wird also von der geistigen Perspektive gesehen weniger zugelassen als Trauer.

Erweiterte Wahrnehmung

Im folgenden Abschnitt finden sich viele Fragen, die einander ähnlich sind. Da diese Fragen immer wieder gestellt werden, habe ich sie nicht zusammengefasst, sondern gehe ausführlich auf jede einzelne ein.

Frage

Ich befinde mich schon längere Zeit auf dem spirituellen Weg. Leider »sehe« ich nichts. Nun ist es mir schon mehrmals passiert, dass ich mich selbst plötzlich nicht mehr spürte. Es ist, als ob ich mich auflösen würde. Dies macht mir große Angst, weil ich dann nicht mehr weiß, wer ich bin. Ich habe auch Angst, psychisch krank zu werden, da ich es nicht kontrollieren kann. Es passiert nämlich mitten am Tag, während ich am Arbeiten bin oder anderen Tätigkeiten nachgehe. Womit werde ich da konfrontiert, und was kann ich dagegen machen?

Antwort

Das ist eigentlich ein sehr normaler Zustand, wenn man ein erweitertes Bewusstsein bekommt. Wenn Ihnen so etwas passiert, sind Sie voll im Geistigen und nehmen die Verbundenheit mit allem wahr. Weil es Ihnen Angst machte, erdete Sie die Angst wieder. So haben Sie diesen Zustand nicht lange genug erlebt, um sich daran gewöhnen zu können. Auch, dass Sie nicht mehr wissen, wer Sie sind, ist normal, da die Kategorien, über die man sich gewöhnlich im Alltag definiert, wegfallen. Sie haben immer noch eine Identität, einfach eine viel »breitere«, als Sie es gewohnt sind. Name, Beruf und Alter sind nicht mehr wahrnehmbar. Sie nehmen sich von einer anderen Ebene aus wahr, einer Ebene, in der Zeit nicht mehr existiert. Es dauert etwas, bis der Verstand dies einordnen kann, deswegen haben Sie völlige Orientierungslosigkeit erlebt. Ich rate Ihnen, wenn es nochmals passiert, sich auf ihre Gefühle zu konzentrieren – die sind weiterhin spürbar – und dann zuzuwarten, bis Sie sich etwas daran gewöhnen.

Erweiterte Erklärung

Fragen dieser Art werden mir häufig gestellt. Dahinter steht oft eine Befürchtung oder Annahme, dass man verpflichtet sei, etwas aus diesem Zustand zu machen. Aber auch hier kann man wählen, ob man das möchte. Man kann also versuchen, diesen Zustand selbst häufiger herbeizuführen, dazu gibt es verschiedene Übungen. Es ist aber genauso gut möglich und in Ordnung, zu versuchen, diesen Zustand zu ignorieren, also nicht speziell darauf einzugehen, ihm nicht so viel Bedeutung beizumessen. Ich gehe davon aus, dass jemand mit »Spirituellen Wahrnehmungen« nicht zwangsläufig etwas daraus machen »muss«. Man kann es auch für sich behalten und wenig anwenden.

Frage

Wegen meiner Rückenschmerzen war ich bei einem Medium, das mir heilerische Fähigkeiten attestierte. Diese Schmerzen würden erst wieder verschwinden, wenn ich meine Begabung nutzen würde. Diese Aussage verunsichert mich sehr, weil ich mich vorher nie so stark mit dem Thema befasste. Muss ich jetzt anfangen Menschen zu heilen? Ich bin ziemlich ratlos.

Antwort

Wichtig ist, dass Sie sich erst ein wenig beruhigen und entspannen. Ich gehe nicht davon aus, dass Sie Rückenschmerzen haben, weil sie »heilen« sollten. Versuchen Sie eher, mit den Gefühlen zu arbeiten. Dieses Medium meinte eigentlich, Sie sollten den Beruf wechseln, um es klar auszudrücken. Vielleicht meinte es, dass Sie beruflich eine neue Herausforderung brauchen und übertrieb dabei ein wenig.

Erweiterte Erklärung

Meiner Ansicht nach haben alle Menschen heilerische Fähigkeiten, genauso wie alle Menschen zeichnen, malen und singen können. Was einen Menschen dann schließlich dazu bringt, seine Begabung als Beruf oder als Hobby auszuüben, ist die Freude, die er daran hat. Ich denke, dass es nicht angenehm ist, wenn man malt, nur weil man denkt, man müsse das tun. Dasselbe gilt für eine heilerische Arbeit. Es kommt sehr häufig vor, dass Menschen von Medien Heilerfähigkeiten attestiert bekommen. Viele fragen dann mich, wie es um diese Fähigkeiten bestellt sei. Ich frage sie jeweils, ob sie denn diesen Weg ausprobieren möchten. Begabung alleine reicht eben nicht, es braucht viel Übung und praktische Erfahrung – genau wie in allen anderen Bereichen auch.

Frage

Ich höre sehr gerne Musik und setze mich dabei häufig längere Zeit hin, also ich tue nichts anderes nebenbei. Dann gehen mir schöne Bilder, die ich mit der Musik assoziiere, durch den Kopf, auch schöne Gefühle kommen hoch. In der letzten Zeit aber hat sich etwas verändert, das für mich nicht einzuordnen ist. Ich habe Angst, es jemandem zu erzählen, weil es so verrückt klingt: Ich hörte klassische Musik eines von mir bewunderten Komponisten, und plötzlich sah ich den Komponisten vor mir und hörte dabei Stimmen. Das hat mich so erschreckt, dass ich die Musik sofort abstellte. Seit dem Erlebnis hörte ich nur noch ganz kurz Musik, weil es nach etwa zehn Minuten wieder genauso anfing. Was kann ich jetzt tun, denn das ängstigt mich sehr?

Antwort

Was Sie beschreiben, ist eine Form einer erweiterten Wahrnehmung. Weil Sie die Musik so lieben und ebenso die Komponisten, fokussierte sich Ihr Geist immer darauf; und mit der Zeit ist dieser Fokus gewachsen, bis er so geschärft war, dass Sie die Komponisten wahrnehmen und auch mit ihnen reden können. Es ist normal, dass einen dies ziemlich erschreckt, wenn es zum ersten Mal geschieht. Weil es sich dabei um eine Erweiterung der geistigen Wahrnehmung handelt, ist es eher unwahrscheinlich, dass das wieder verschwindet. Deswegen empfehle ich Ihnen, langsam den Kontakt zur Musik und zu den Komponisten wieder aufzunehmen.

Sie haben in Ihrer Mail keine Namen von Komponisten genannt, aber ich gehe einmal davon aus, dass es sich um bekannte handelt, wie etwa Beethoven, Mozart, Bach usw. Diese

Menschen waren teilweise zu ihren Lebzeiten emotional nicht gerade sehr ausgeglichen. Deswegen ist Vorsicht geboten, damit Sie nicht zu stark in Bilder oder Gefühle, die Sie nicht möchten, mit einbezogen werden. Sie können Geistwesen auch so ansprechen, dass diese nicht so genau auf eine bestimmte Vergangenheit eingehen, was aber für jemand, der erst zu üben beginnt, nicht ganz einfach ist. Deshalb rate ich zu einer Zwischenlösung: Wählen Sie ein Musikstück aus, von dem Sie wissen, dass der jeweilige Komponist dieses Werk während einer guten emotionalen Phase schuf, und versuchen Sie ihn im Moment des Hörens auf dieses spezifische Stück anzusprechen. Wichtig ist auch, dass Sie ihm von Ihrer Angst erzählen und ihn bitten, Ihnen zu helfen, Vertrauen zu gewinnen und die Kommunikation langsam und vorsichtig aufzubauen. Das Ego wird wahrscheinlich noch längere Zeit darauf beharren, dass Sie sich all dies nur einbilden. Das macht nichts, genießen Sie es trotzdem – von der geistigen Perspektive her ist es real.

Erweiterte Erklärung

In den Kursen, die ich gebe, machen wir solche Übungen (zwar ohne Musik). Von Bedeutung dabei ist, dass man genau eingeben sollte, welche Information man empfangen möchte und welche nicht. Es ist aber auch sehr wichtig, dass das Ego mitmacht, weil man sonst die Information nicht richtig verarbeiten kann. Kommunizieren mit der geistigen Welt ist vergleichbar mit normaler Kommunikation. Die Menge der Information ist entscheidend! Wenn Sie ein Buch lesen, nimmt das eine gewisse Zeit in Anspruch. Sie können nicht ein ganzes Buch in einer Sekunde lesen. Wenn man geistig kommuniziert, kann so etwas aber passieren. Sie können eine große Menge an Information innerhalb kürzester Zeit erhalten. Wenn jemand psychotisch wird, ist es in vielen Fällen so, dass die geistige Information das ganze Ego überschwemmt hat und diese Person deswegen nicht mehr normal funktionieren kann.

Spreche ich zum Beispiel mit einem Geistwesen oder einer Kaffeemaschine, gebe ich das Thema vor und versuche, die Information in genau der Größenmenge zu empfangen, die ich verarbeiten kann. Dann werde ich nicht von einem großen Informationsfluss überrollt.

Frage

Mich interessiert, wie man feststellen kann, ob man über einen gewissen Grad an Hellsichtigkeit verfügt. Ist es nicht wie bei einem Fisch, der gar nicht weiß, dass er im Wasser lebt, weil er nichts anderes kennt?

Antwort

Jeder Mensch verfügt über einen gewissen Grad an Hellsichtigkeit. Hellsichtigkeit würde ich aber eher als Empfangen von Information in Form von Bildern bezeichnen. Sicher haben Sie diese Erfahrung auch schon einmal gemacht: Sie wussten, wer am Telefon ist, bevor Sie den Hörer abgenommen haben. Oder Sie dachten an jemanden und eine Minute später rief diese Person an. In beiden Fällen empfingen Sie Information. Einige Menschen sehen von dieser Person ein richtiges Bild vor sich, andere wissen es, ohne ein Bild vor sich zu sehen. Das Zweite nennt man Hellfühligkeit. Ich erkläre das so: Man hat die Information nicht in ein Bild übersetzt, sondern in ein Gefühl. Information lässt sich auch akustisch übersetzen. Manchmal passiert es auch, dass man einen Gedanken des Gegenübers ausspricht.

Solche Situationen kennen wir alle. Entscheidend ist, ob sie häufig auftreten. Das Wichtigste aber ist, ob man auch Lust hat, dies zu trainieren. Und ob man gerne Konzentrationsübungen macht. Es ist wie bei jeder Fähigkeit, Geduld und Training macht den Meister. Um herauszufinden, welche Begabung Sie haben, eignet sich das Buch »Entwickeln Sie Ihre übersinnlichen Fähigkeiten» von Enid Hoffman[4] sehr gut. Es bietet Übungen für fast jede denkbare Begabung, wie Hellsehen, Hellfühlen, Psychokinese, Energiefelder, Psychometrie und vieles mehr. Wenn Sie genau wissen wollen, wo Ihre Stärken und Schwächen sind, ist dieses Buch ideal.

Erweiterte Erklärung

Kinder merken vielfach nicht, dass sie hellsichtig sind, weil sie es für normal halten. Sie nehmen an, dass die anderen das auch sehen. So wie ich immer wieder höre, liegt das Durchschnittsalter, bei dem man festzustellen beginnt, dass man anders ist, zwischen 6 und 8 Jahren. Die Probleme, die damit verbunden sind, sind zu unterschiedlich, um hier näher darauf eingehen zu können. Viele Beispiele und Lösungsvorschläge finden sich in meinem Buch »Durchsichtig«, das im Oktober 2010 erscheint.

Frage

Mein Enkel spricht häufig mit seinen unsichtbaren Freunden. Seinen Eltern erzählt er nichts davon, weil die Wesen ihm das

[4]) Allinti, ISBN 978-3-905836-01-1

verbieten. Diese Wesen bringen ihm auch Sachen bei. Das Problem ist jetzt, dass er dafür Dinge tun muss, die er eigentlich nicht so gerne macht. Wie soll ich jetzt damit umgehen. Ich spüre, dass etwas nicht stimmt, und ich habe auch Angst, dass das böse Wesen sind, aber er hängt sehr an ihnen. Ich sagte ihm einmal, er solle vielleicht weniger mit ihnen reden. Er erwiderte aber, dass das nicht gehe. Er hätte das schon probiert und dann hätten sie ihn nachts aufgeweckt und ihm auch ganz schlechte Träume gegeben.

Antwort

Hier liegt das Problem in den Glaubensstrukturen Ihres Enkels. Das ist häufig auch bei Erwachsenen so. Die Lösung ist in diesem Fall vielleicht nicht ganz so leicht, weil Sie die Großmutter sind und nur einen begrenzten Einfluss haben. Ihr Enkel sollte lernen, dass man von jemandem auch einmal einfach so und ohne Grund etwas bekommen kann. Kinder werden häufig nur belohnt, wenn sie etwas Gutes gemacht haben, und bestraft, wenn sie etwas Schlechtes getan haben. Auch sonstige Geschenke sind meist mit einem Grund verbunden. Deswegen lernen die Kinder sehr früh, dass es immer etwas gibt für etwas, was man macht. Aus diesem Grund erwartet Ihr Enkel von den Geistwesen dasselbe Verhalten, weil es ihm nicht in den Sinn kommt, dass sie ihm auch ohne Gegenleistung helfen oder etwas beibringen könnten. Es sind nicht die Wesen, die ihm etwas aufdrängen, er ist es, der es so versteht. Ich rate Ihnen, gewöhnen Sie ihn an die Idee, dass einem auch geholfen werden kann, ohne etwas dafür tun zu müssen.

Erweiterte Erklärung

Viele Menschen sind erstaunt, wenn ich sage, dass es an den Glaubensstrukturen der Kinder liegt. Sie meinen, die Kinder wären noch zu klein, um Glaubensstrukturen zu haben. Im geschilderten Fall hat das Kind die Glaubensstrukturen der Eltern eins zu eins übernommen. Wenn ich mit dem Kind reden könnte, würde ich erstens einmal versuchen zu erklären, dass die geistige Ebene etwas anders funktioniert als die Handlungsebene. Ich würde dem Kind das, was ich hier erläuterte, nicht direkt sagen, also dass man in der geistigen Welt auch etwas ohne Grund bekommen kann – anders als er es kennengelernt hat. Als Großmutter kann man so etwas eher vermitteln, weil sie zur Familie gehört. Ich als Außenstehende würde dem Kind ebenso nicht sagen, dass seine Eltern falsch liegen, denn dann hätte es eventuell noch einen größeren Konflikt als vorher. Die Herausforderung ist hier, eine machbare Lösung zu finden, mit der das Kind die Glaubensstrukturen der Eltern behalten kann und trotzdem mit der geistigen Welt besser umzugehen lernt.

Das Arbeiten mit Kindern ist immer sehr individuell auf das Einzelne zugeschnitten und berücksichtigt viele Faktoren: soziales Umfeld, Anwesenheit der Eltern bei der Beratung, Alter des Kindes und so weiter.

Frage

Ich lag wach im Bett. Da klopfte es leise an der Zimmertüre und ich spürte eine Seele(?) neben mir. Kurz darauf ging ein feiner Ruck durch meinen Körper und es surrte warm in mir. Ich hatte das Gefühl, als ob diese Seele in mich rein kam. Mir wurde unwohl. Mir war alles so fremd und ich machte mir auch Gedanken über meine eigene Seele. Wo ist diese nun, hat sie Platz, ist sie bedroht? Wer war diese fremde Seele und was wollte sie? Ich bekam Angst. In diesem Moment ging sie mit dem gleichen Ruck, mit dem sie gekommen war, wieder raus. Die Seele war nun ganz klar außerhalb meines Körpers, obwohl ich das Surren und die Wärme noch einige Minuten spürte. Was kann ich tun, wenn ich solche Dinge erlebe? Ich verstehe sie nicht und kann sie nicht einordnen. Ich fühle mich extrem einsam, weil ich nicht darüber reden kann. Ich würde wohl für verrückt erklärt.

Antwort

Was Sie mit Seele benennen, würde ich als energetischen Körper eines anderen Wesens bezeichnen. Dieser Körper ist ähnlich wie unser Energiefeld, aber mit einer anderen Gesamtschwingung und anderen Schwingungsbereichen. Unser äußeres Energiefeld ist etwa vier Meter breit. Und je näher es beim Körper ist, desto größer ist seine Dichte. Dieser andere Energiekörper besteht ebenso aus einem solchen Feld und trifft auf Ihr Feld. In dem Moment, in dem er auf die größere Dichte stößt, so wie wenn zwei Kreise aufeinander treffen, spüren Sie das als einen Ruck, weil Sie aus einem Reflex heraus kurz Widerstand leisten. Unwohlsein und ein »fremdes« Gefühl werden verursacht durch bestimmte andere Schwingungsbereiche, die auf Ihre eigenen Schwingungsbereiche stoßen. Hie und da gibt es auch Frequenzunterschiede, die Sie in Form dieses »Surrens« spüren. Eine Zeit lang sind die beiden Energiekörper ineinander, und dann geht der andere wieder aus Ihrem Feld hinaus. Auch diesen Moment spüren Sie.

Man kann dies damit vergleichen: Sie singen ein Lied, das Sie gut kennen. Im selben Moment wird es im Radio gespielt und Sie singen mit. Sie werden vielleicht dem Rhythmus dann genauer folgen, Sie passen sich automatisch an, soweit Sie können. Anschließend schalten Sie das Radio aus und singen wieder allein weiter. Sie werden dann wahrscheinlich kurz Mühe haben, bis Sie wieder im eigenen Rhythmus singen. Was Ihnen passiert ist, ähnelt dem Beispiel sehr.

Ich rate Ihnen, falls dies nochmals geschehen sollte, sich folgendes vorzustellen: Sie sitzen in der Sonne und das Sonnenlicht strahlt durch Ihren Körper hindurch und füllt Sie mit Wärme. In diesem Licht liegt eine Botschaft eines alten Bekannten – wie ein Brief, der sich in diesem warmen Licht langsam öffnet – und Sie können diese Botschaft empfangen.

Erweiterte Erklärung

Es ist nicht ungewöhnlich, dass man sich bei energetischen Experimenten mit anderen Wesen kurz unwohl fühlt. Denn andere Energien schwingen leicht anders als unsere eigene, und so empfindet man die zusätzlichen Schwingungen im Körper, die sonst nicht vorhanden sind. Mit der Zeit gewöhnt man sich an dieses Phänomen und hat auch weniger Angst. Jedoch, wie ich immer betone, empfindet jeder diese Erfahrung ein wenig anders. Ich bezeichne eine solche Erfahrung als Kommunikation von »Geist« zu »Geist«.

Die meisten Geistwesen kommunizieren telepathisch untereinander. Ihre Kommunikation findet nicht in einer Sprache mit Worten statt. Wenn zwei Geistwesen einander gegenüber stehen, weiß das eine genau und im selben Augenblick, was das andere spürt oder mitteilen möchte. Als ob sie kurz eins wären miteinander, ohne sich dabei zu verlieren. Es ist wieder wie beim Vergleich mit dem Singen, wenn zwei Menschen ein Lied perfekt zusammen singen, so hört sich das wie eine einzige Stimme an, aber sonst ändert sich nichts. Manchmal haben zwei Menschen, die sich sehr gut kennen, auch solche Momente, in denen ein Blick genügt, und beide denken und fühlen genau gleich.

Wenn man mit einem Geistwesen kommuniziert, teilt es uns auf diese Art mit, wie es sich fühlt und was es sagen möchte. Diese Wesen kommunizieren auf die Weise, die sie gewohnt sind. Manche versuchen dies ziemlich lange und merken dann, dass die »angesprochene« Person das nicht wahrnimmt. Einige probieren dann etwas anderes aus. Sie klopfen an Türen, produzieren die verschiedensten Geräusche oder man spürt plötzlich Berührungen oder einen Temperaturunterschied. Kommunikation mit Geistwesen benötigt einige Übung. Je länger man das macht, desto besser wird es funktionieren und umso weniger Angst wird man dabei empfinden.

Frage

Ich komme mit dem folgenden Lebensumstand nicht klar: Ich nehme Energieschwingungen wahr, die den Inhalt der Gedanken des Menschen, der mir gegenüber oder in meiner Nähe steht, offenbaren. Auch die Krankheiten nehme ich auf diese Weise wahr. Ich habe lange gebraucht, bis ich es filtrieren konnte: Bin ich das? Oder ist das der andere?

Und wie gehe ich damit um: Wenn Menschen etwas anderes sagen, als sie denken und fühlen? Auch wenn ich sie sanft antippe und sie sich immer noch verleugnen? In manch einem

Lebensumstand ist es nicht gut, wenn man nicht zu sich selbst steht, da es dem Lebensweg und einer klärenden Situation nicht dient, denke ich. Besonders bedrückend ist dies in der Partnerbeziehung.

Antwort

Die Gedanken eines Menschen sind nicht nur in uns, sondern schweben auch in unmittelbarer Nähe um uns herum. Es ist nicht so, dass der andere dies absichtlich macht. Filtern ist eine Möglichkeit. Sie könnten lernen, andere Schwingungsbereiche zu empfangen als die jetzigen. Komplett herausfiltern kann mühsam sein, weil Sie dabei eigentlich versuchen, die ganze »Antenne« abzuschalten. Einfacher ist es, auf einen anderen »Sender« umzuschalten. Ich rate Ihnen in jedem Fall, diese Schwingungen durchzulassen und möglichst über die Gedanken der anderen nicht speziell nachzudenken. Menschen denken enorm viele Gedanken, meistens auch sehr schnell. Wenn Sie diese in sich aufnehmen, dann bedeutet das, dass Sie Ihren Fokus darauf richten. Denn unsere geistigen »Antennen« funktionieren am besten, wenn wir den Fokus auf etwas richten. Es funktioniert dabei »leider» in beiden Fällen, also es spielt keine Rolle, ob Sie Gedanken zu empfangen versuchen oder sie erst recht nicht empfangen wollen – in beiden Varianten ist Ihr Fokus bei den Gedanken und Sie werden sie genau deswegen spüren. Folgendes wird Ihnen helfen, mit der Situation klar zu kommen.

Wenn man spüren kann, was andere denken, kann das auch dazu führen, dass man hin und wieder aus Neugier den Fokus darauf richtet. Hilfreich hierbei ist, sich vielen Gedanken auszusetzen. Wenn Sie beispielsweise einmal zum Bahnhof gehen und in die Gedanken aller hineinhören, werden Sie so viel hören, dass die Neugier nachlässt.

Wenn Menschen etwas anderes denken als sie sagen, kann ich nur empfehlen, die Gedanken der anderen Menschen nicht zu beurteilen. Das Denken gehört, so lange wir nicht telepathisch sind, uns allein. Man sollte jedem Menschen diese Freiheit der Gedanken gönnen, auch wenn es unstimmig wirkt. Ich höre Gedanken auch, und ich habe mich daran gewöhnt, auf vieles, was ich höre, nicht zu reagieren und zu warten, was mir gesagt wird. Auch wenn das zwei verschiedene Botschaften sind. Zu sich selbst stehen zu können, ist ein Lernprozess, den man erfahren muss. Wir können keinem diesen Prozess abnehmen, noch können wir für jemanden entscheiden, wie schnell er dies lernen sollte. Vorschlagen wäre eine Möglichkeit, aber Druck ausüben, denke ich, ist ungünstig. Wenn jemand die innere Kraft und Bereitschaft nicht hat, wird es nicht viel nützen. Im besten Fall befolgt eine solche Person vielleicht Ihre »richtige« Entscheidung, weil sie sich dazu verpflichtet fühlt, aber ein echter Lernprozess ist das natürlich nicht.

Wenn Sie Krankheiten von anderen Menschen wahrnehmen, können Sie auch versuchen, dies nicht zu beachten oder auszufiltern. Es hängt davon ab, wie genau Sie die Krankheiten wahrnehmen können und was Sie mit dieser Information tun möchten. Ich gehe sehr vorsichtig damit um, weil manche Krankheiten energetisch schon vorher vorhanden sind, sich dann aber doch nicht physisch manifestieren, sondern ein paar Tage später wieder verschwinden. Wenn man eine Person auf die Krankheit anspricht, kann es sein, dass sie diese Krankheit daraufhin »erwartet«, und die Chancen, dass die Krankheit sich tatsächlich manifestiert, so viel größer sind. Obwohl viele dieses Wissen anstreben, denke ich, ist es wenig sinnvoll, es anzuwenden. Ich frage die Menschen immer zuerst, was sie besprechen möchten, und schaue mir das jeweils genau an, was als Krankheit erwähnt wurde. Ich spreche jedoch kaum etwas an, was die Person mir nicht mitteilt – aus obigen Gründen. Aber eben, das ist meine Art – ein Kompromiss zwischen »Sehen« und »Mitteilen«, der sich für mich am besten bewährte.

Erweiterte Erklärung

Hellsichtig sein, ist eine Sache, mit dieser Information umzugehen, eine andere. Weil Hellsichtigkeit immer noch sehr umstritten ist und viele Menschen sie anzweifeln, besteht die Gefahr, dass man sein Können beweisen möchte, indem man ohne groß zu überlegen Informationen mitteilt. Um die Begabung der Hellsichtigkeit zu trainieren, gibt es viele Übungen und Anleitungen. Wie man aber damit umgeht, welchen Teil der Information man weitergibt und wie man das dann auch ausdrückt oder vermittelt, dafür gibt es leider keine Instruktionen. Es braucht einfach Zeit, um auch auf diesem Gebiet Erfahrungen zu sammeln. Damit man sich entscheiden kann, wie und ob man das nutzen möchte.

Frage

Ist es möglich, dass man als Kind hellsichtig war, sich das aber später abgewöhnt hat? Und wie könnte man wieder zur ursprünglichen Begabung zurückfinden?

Antwort

Ja, das kommt sogar sehr häufig vor. Wie man wieder zu dem zurückfinden kann? Die Antwort lautet: üben, üben und nochmals üben. Die Begabung ist nicht weg, sie wurde nur nicht mehr angewandt. Es kann hilfreich sein, wenn Sie ein Ziel vor Augen haben. Information empfangen ist zwar sehr interessant, aber es ist motivierender, wenn man eine Idee hat, was man damit machen will. Es ist vergleichbar mit dem ziellosen Surfen im Internet; dies machen nicht viele Menschen, denn meistens hat man eine Idee, was einen interessiert, nach was man sucht usw.

Erweiterte Erklärung

Hellsichtigkeit ist ein Begriff, der schnell als Sammelbezeichnung für viele verschiedene Arten von außersinnlichen Wahrnehmungen herangezogen wird. Mir begegnen viele Erwachsene, die mir erzählen, dass sie als Kind »Dinge« wahrnahmen, die andere Menschen nicht sahen. Einige von ihnen wurden dafür von ihren Eltern bestraft und haben sich deswegen diese Art der Wahrnehmung abgewöhnt. Sie sind als Erwachsene teilweise sehr verzweifelt, weil sie denken, dass diese Begabung verloren ging. Nochmals, man kann eine Begabung nicht verlieren! Sie ist einfach nur viele Jahre nicht mehr trainiert worden. Die Verzweiflung dieser Menschen basiert auch auf der Glaubensstruktur, Hellsichtigkeit sei etwas, das man »bekommt«, etwas Unbewegliches, etwas, das ist oder eben nicht. Etwa so, als hätte man ein Stückchen Schokolade weggeworfen und dann ist dieses Stückchen halt weg und nicht mehr zu bekommen. Hellsichtigkeit wird oft nicht als eine Tätigkeit betrachtet, wie etwa das Spielen eines Musikinstruments oder das Betreiben einer Sportart; viele assoziieren es nicht mit sehr viel Übung und Erfahrung, wie dies eben bei normalen Tätigkeiten der Fall ist. Es ist deswegen verständlich, dass viele Menschen dann glauben, dass sie es nie mehr zurückbekommen können. Ich bevorzuge eine andere Glaubensstruktur, eine, die meiner eigenen Erfahrung entspricht: Wenn man wieder gezielt zu üben beginnt, also seine Hellsichtigkeit trainiert, so kann man all diese Fähigkeiten wieder zurückbekommen. Diese Glaubensstruktur erlaubt einen größeren persönlichen Freiraum.

Frage

Ich hatte in den letzten Jahren einen Geistführer. Vor sechs Monaten sagte er mir, dass er gehen müsse. Seitdem fühle ich mich so allein. Wissen Sie, ob er wieder zurückkommt? Was passiert jetzt? Muss ich jetzt ohne Geistführer weiterkommen? Ich möchte eigentlich, dass er zurückkommt, aber ich traue mich nicht mehr, mit ihm zu kommunizieren. Ich habe Angst, dass ich ihn damit belästige.

Antwort

Es steht Ihnen nichts im Weg, wieder von Ihrem Geistführer begleitet zu werden. Ich schlage vor, dass Sie erneut versuchen, mit Ihrem Geistführer zu kommunizieren, und Ihr Anliegen, dass Sie weiterhin Kontakt zu ihm wünschen, sehr klar ausdrücken. Ich empfehle Ihnen auch, sich zu überlegen, ob es Aspekte in Ihrer Beziehung gibt, mit denen Sie nicht ganz zufrieden waren. Vielleicht haben Sie Angst gehabt, ihm das mitzuteilen, da es ein Geistführer ist. Kommunizieren Sie möglichst ehrlich. Bringen

Sie alles zur Sprache, was Sie sagen möchten, und ich bin mir ziemlich sicher, er wird dann wieder da sein. Ich nehme an, dass er Ihnen mit diesem Schritt zu mehr Klarheit verhelfen wollte, darüber, was Sie wirklich wollen und was nicht.

Erweiterte Erklärung

In einer solchen Situation ist es wichtig, die Glaubensstrukturen der betreffenden Person zu beachten. In vorliegenden Fall hat sie eine hierarchische Glaubensstruktur, was bedeutet, dass sie dem Geistführer eine höhere Position einräumt als sich selbst. Wenn er sagt, er gehe weg, traut man sich demzufolge nicht, ihm zu widersprechen. Teilweise traut man sich auch nicht nach dem Grund zu fragen oder scheut sich, Fragen zu stellen, die einem wichtig sind. So lange die Person an diese Hierarchie glaubt, bleibt sie bestehen, und die Chance, dass der Geistführer zurückkommt, ist sehr klein. Als Berater ist es dann auch wichtig, die innere Bereitschaft des Fragenden für eine neue Glaubensstruktur anzuschauen. In diesem Fall ist diese Bereitschaft da, sonst hätte mir die Person die Frage nicht so gestellt, sondern die Aussage des Geistführers ohne Umschweife akzeptiert. Deswegen habe ich in meiner Antwort auch angedeutet, dass sie sich überlegt, ob bestimmte Dinge sie gestört haben. Diese dann zu äußern, ist ein Schritt in die Richtung einer gleichwertigen Kommunikation, in welcher beide Gesprächspartner gleichgestellt sind.

Die neue Glaubensstruktur lässt viel mehr Raum für Fragen offen und erlaubt auch, Forderungen zu stellen. Der nächste Schritt wäre, mehr als einen Geistführer zu haben, und auch das »Wort« Geistführer entwickelt sich dann eventuell weiter zu Freund oder Begleiter oder einfach zu einem anderen Teil von einem selbst. Der Begriff »Geistführer« impliziert, dass man Führung braucht, was an sich kein Problem ist, außer man geht noch zusätzlich davon aus, unsere eigenen Kräfte genügten nicht, um die Welt um uns zu beeinflussen. Ich bevorzuge eher die Glaubensstruktur, dass die Kommunikation mit Geistwesen – wie sie auch genannt wird – eine Form von gegenseitiger Inspiration darstellt, die beide Parteien bereichert.

Verstorbene – Leben nach dem Tod

Frage

Vor etwa drei Monaten ist mein Vater an einem Hirnschlag gestorben. Es ging sehr schnell. Er war erst 61 Jahre alt. Ich habe zwei Kinder, den fünfjährigen Martin und die siebenjährige Helena. Sie reagierten sehr unterschiedlich auf den Tod. Mein Vater, der nicht weit weg von uns wohnte, stand in einem sehr engen Verhältnis zu den beiden. Er hütete sie häufig und verbrachte auch sonst viel Zeit mit ihnen. Für Helena war das Ganze ein Schock, sie weinte sehr, immer wieder, auch heute noch ab und zu. Es ist eine große Traurigkeit da. Ich sprach mit ihr schon oft darüber. Sie sagt, dass sie so traurig sei, weil ihr Großpapa nicht mehr da ist. Wir gehen mit ihr regelmäßig zum Grab, und sie legt dort immer wieder Blumen und Zeichnungen für ihn hin. Bei Martin ist es ganz anders, er zeigt keine Trauer, und häufig höre ich ihn laut reden und lachen, obwohl niemand in seinem Zimmer ist. Er beharrt darauf, dass sein Großvater noch bei ihm ist und sie weiterhin miteinander reden und spielen. Die Kinder streiten sich jetzt häufig, wenn wir zum Grab gehen wollen. Martin will nicht mitgehen, weil er seinen Großpapa nicht allein zu Hause lassen will. Helena versteht das nicht und sagt, er lüge. Martin ist jetzt am liebsten allein in seinem Zimmer.

Gibt es solche Phänomene? Ist es möglich, dass Martin zu stark an seinem Großpapa hängt, so dass er nicht weitergehen kann? Ich habe schon darüber nachgedacht, die Wohnung ausräuchern zu lassen. Ich weiß nicht, wie ich mit all dem umgehen soll.

Antwort

So etwas ist eigentlich völlig »normal«. Die Verstorbenen sind nicht weg, und sie sitzen auch nicht fest – im wörtlichen Sinne. Schwierig ist es bei Ihnen, weil Martin ihn wahrnehmen kann und Helena nicht. Ich denke zwar, dass Helena auch etwas spürt, aber zu große Angst davor hat und nicht weiß, wie sie damit umgehen soll.

Ich rate Ihnen, Martin darin zu unterstützen, dass er durch seine Wahrnehmungen nicht zu stark verunsichert wird. Wenn Kinder Verstorbene wahrnehmen, nehmen sie häufig noch viel mehr wahr, was ihnen aber nicht unbedingt bewusst ist. Wenn Sie als Mutter denken, dass mit Martin etwas nicht stimmt, wird er das sehr wahrscheinlich mitbekommen. Dann befindet er sich in einem Loyalitätskonflikt: Er möchte einerseits die Verbindung mit seinem Großvater aufrechterhalten, andererseits jedoch auch seine Mutter nicht enttäuschen. Weil er im Moment keine Lösung sieht, zieht er sich in sein Zimmer zurück und versucht diesen Kontakt zu verstecken, um so beiden Parteien gerecht zu werden.

Helena würde ich erklären, dass bestimmte Menschen die Verstorbenen noch »sehen« können und das für andere schwieriger ist, genauso, wie bestimmte Kinder von Natur aus gut zeichnen können und andere weniger. Jeder hat so seine Talente. Vielleicht können Sie Helena etwas mehr Bestätigung geben in den Dingen, die sie sehr gut macht. Und ihr sagen, dass ihre Art, mit ihrem Großvater am Grab zu kommunizieren, genau so gut ist wie das, was ihr Bruder macht.

Martin würde ich ab und zu etwas erzählen, das für seinen Großvater bestimmt ist, und ihn bitten, es ihm weiterzusagen, wenn er das nächste Mal mit ihm spricht. So bekommt auch ihr Sohn das Gefühl, dass es gut ist, was er macht, und er vor dem keine Angst zu haben braucht. Dies könnte die Situation etwas entspannen.

Erweiterte Erklärung

In diesem Fall treffen verschiedene Glaubensstrukturen aufeinander. Es gibt einerseits die ältere Glaubensstruktur, dass Verstorbene irgendwohin »weggehen«, ins Jenseits zum Beispiel. Für mich ist auch »das Jenseits« eine Glaubensstruktur, die ich schon lange nicht mehr benutze, weil sie so sehr unserer menschlich räumlichen Wahrnehmung ähnelt. Die Vorstellung eines Jenseits ist stark angelehnt an das Erleben der »realen« Welt: wir gehen von einem Ort zu einem anderen Ort. Weil es Zeit und Raum im unsichtbaren Bereich aber nicht gibt, gibt es auch keinen bestimmten Ort, an den Verstorbene gehen. Für mich sind die Verstorbenen »überall gleichzeitig«. Es ist vergleichbar mit dem Telefonieren: Heutzutage spielt es keine Rolle mehr, wo genau sich eine Person befindet, um mit ihr in Kontakt zu stehen. Die Distanzen haben wir mit Hilfe der modernen Technik überwunden. Wir können jederzeit mit jemandem reden, unabhängig davon, wie weit diese Person räumlich von uns entfernt ist. Diese Glaubensstruktur ist eigentlich nicht neu, vielleicht etwas weniger verbreitet.

Der Junge hat sich entschieden, diese Glaubensstruktur zu benutzen, was den Kontakt zu seinem Großvater erheblich erleichtert. Die Kommunikation mit ihm ist für ihn selbstverständlich. Seine Mutter richtet sich nach der anderen Glaubensstruktur, nämlich jener, bei der ihr Vater weg sein sollte, und wird dann damit konfrontiert, dass er offenbar nicht weg ist. Von dieser Glaubensstruktur her betrachtet, gibt es für dieses Problem keine andere Lösung als zu versuchen den Großvater nochmals wegzuschicken. Dazu gibt es verschiedenste Methoden, die aus dieser alten Glaubensstruktur resultieren, zum Beispiel jemanden ins Licht schicken.

In solchen Fällen schaue ich mir die Glaubensstrukturen genau an. Hier sehe ich, wie jene der Mutter ins Wanken geraten ist. Da sie nur noch zur Hälfte greifen kann, ist die Chance klein, dass die Lösungen, die diese Glaubensstruktur anbietet, wirksam sein werden. Wenn man darüber hinaus die emotionalen Verknüpfungen betrachtet, ist klar ersichtlich, dass die Mutter eigentlich gar nicht möchte, dass Sohn Martin damit aufhört. Einerseits sehnt sie sich auch nach so einem Kontakt, andererseits aber erträgt sie es nicht, weil die Tochter stark darunter leidet. Sie hat die gleiche Glaubensstruktur wie ihre Mutter, nur viel gefestigter. Aus Sicht der Tochter gibt es zum jetzigen Zeitpunkt wenig Chancen, Information vom Großvater zu empfangen, da diese »räumliche« Glaubensstruktur das nicht zulässt. Für sie liegt er im Grab. Helena nimmt zwar wahr, dass ihr Bruder das anders erlebt. Weil aber ihre Glaubensstruktur so stark ist, kann sie mit dieser Tatsache nur umgehen, indem sie ihn beschuldigt, dass er lüge. Es gibt, aus dieser Sicht, tatsächlich keine andere Möglichkeit.

Hier ist es also angebracht, nach einer anderen Art von Lösung zu suchen. Ich gehe nämlich davon aus, dass jeder von uns – auch die Kinder – die Glaubensstrukturen bewusst auswählen, die sie ausprobieren möchten. Die Tochter davon zu überzeugen, dass ihr Bruder recht hat, würde zu ihrem Wohlbefinden nicht beitragen. Es würde ihr Denken noch stärker blockieren. Sie braucht genauso wie ihr Bruder die Bestätigung für die Wahl ihrer Glaubensstruktur. Für mich sind alle Glaubensstrukturen gleichberechtigt. Deswegen ist hier der beste Weg, das Thema Großvater nicht mehr so in den Mittelpunkt zu stellen und mehr die emotionale Ebene zu bearbeiten.

Unterschiedliche Glaubensstrukturen können Angst auslösen. Das Reptilienhirn (Erklärung s. Seite 77) mit seiner Angst, ausgestoßen zu werden, kann reagieren, wenn man spürt, dass man nicht dieselben Erfahrungen macht wie der andere. Will man der Sache auf den Grund gehen, um »die Wahrheit« zu finden, oder denkt man, sich entscheiden zu müssen, wer jetzt Recht hat, findet man nur schwer eine Lösung. Hier haben eben alle drei Recht. Eine Stärkung des emotionalen Anteils der Beziehung sollte ausreichen, um den verschiedenen Glaubensstrukturen genug Raum zu geben. So kann jeder mit seiner Sicht der Dinge leben, ohne dass sich der andere deswegen schlecht fühlt.

Den Großvater zu »entfernen« oder einem Medium den Auftrag zu geben, ihn zurück ins Licht zu führen, sind mögliche Lösungen, aber für mich in dieser Situation nicht geeignet. Denn der Großvater ist nicht das Problem, sondern die Angst und die Gefühle der einzelnen Familienmitglieder.

Frage

Sieht man Verstorbene nur auf dem Friedhof?

Antwort

Nein, eigentlich nicht. Man kann sie überall »sehen«.

Erweiterte Erklärung

Obwohl man Verstorbene überall »sehen« kann, scheint das vielen einfacher auf dem Friedhof oder an Orten, die der Verstorbene sehr gerne hatte, häufig dort gewesen ist oder gewohnt hat. Daher empfehle ich, jeder soll selbst ausprobieren, wo es ihm am besten gelingt. Ich erfahre den geistigen Bereich ohne Zeit und Raum, weiß aber auch, dass das für viele schwer nachvollziehbar ist. Hat man aber keine Lust, sich tiefer mit der Thematik zu befassen, ist es auch in Ordnung, wenn man weiterhin zum Friedhof geht.

Die meisten verspüren das Bedürfnis, mit einen verstorbenen Partner zu kommunizieren, befassten sich jedoch vor dem Tod des Partners nicht mit dem Thema »Kommunikation mit Verstorbenen«. Viele sind auch nicht interessiert daran, diese Fähigkeiten zu trainieren, sondern möchten nur ab und zu ein Zeichen oder etwas empfangen, das ihnen die Sicherheit gibt, dass der geliebte Mensch noch da ist. Ich suche dann nach Lösungen, die es ermöglichen, den Wunsch des Betreffenden auf einfache Art zu erfüllen. Es ist jeweils erleichternd für eine solche Person, wenn sie ihre Glaubensstrukturen größtenteils behalten kann.

Eine Frau berichtete mir, dass sie und ihr verstorbener Partner die Gewohnheit hatten, Spaziergänge im Wald zu machen, die immer entlang der selben Routen verliefen. Jetzt mache sie diese Spaziergänge allein und sie spüre, wie ihr Partner sie begleite. Eine andere Frau erzählte mir von einem Lieblingsrestaurant, in das sie jetzt ohne ihren Partner gehe, denn dort falle es ihr am leichtesten, mit ihm Kontakt aufzunehmen. An Orten, die eine symbolische Bedeutung haben, ist es viel einfacher, die Kommunikation zu üben.

Frage

Ich spüre in meiner Wohnung oft eine Präsenz. Könnte dies ein Verstorbener sein? Und wenn ja, was möchte er von mir?

Antwort

Es ist immer möglich, dass ein Verstorbener sich in einer Wohnung aufhält. Vielleicht ist es jemand, den Sie kannten. Es kann aber auch jemand aus ihrer näheren Umgebung sein oder einfach ein »Reisender«. Sie können jedoch wählen, ob sie darauf eingehen möchten.

Erweiterte Erklärung

Wenn Sie einen Verstorbenen oder ein Geistwesen wahrnehmen, bedeutet das nicht zwangsläufig, dass Sie mit ihnen kommunizieren müssen. Ich empfehle damit immer ganz »alltäglich« umzugehen; also wenn man keine Lust verspürt, Kontakt aufzunehmen, kann man es bleiben lassen. Erklärt ein Verstorbener Ihnen, was richtig oder falsch sei, oder fordert er Sie zu etwas auf, können Sie darüber nachdenken, müssen das aber weder glauben noch ausführen. Denken Sie daran: Wenn ein Verstorbener erscheint oder Sie anspricht, bedeutet das nicht unbedingt, dass er etwas von Ihnen möchte. Stellen Sie Ihre eigenen Wünsche und Bedürfnisse in den Vordergrund. Man »muss« nicht kommunizieren, wenn man nicht will. Mir sind schon einige Menschen begegnet, die von Verstorbenen richtiggehend belästigt wurden, nur weil sie dachten, helfen zu »müssen«.

Frage

Ich rede häufig mit meiner verstorbenen Mutter, aber ich bekomme nie eine Antwort. Wieso?

Antwort

Es ist für die Verstorbenen nicht so einfach, uns ein Zeichen zu geben. Aber sie hören alles, was man ihnen sagt. Sie können versuchen, um ein bestimmtes Zeichen zu bitten. Wenn dies zum Beispiel eine Berührung ist, kann es sein, dass Sie so etwas wie eine leichte Berührung spüren können. Dies ist für Verstorbene manchmal einfacher als eine verbale Antwort. Sprechen Sie dabei nicht laut, sondern in Gedanken, da dies für Verstorbene viel leichter zu verstehen ist.

Erweiterte Erklärung

Wie erwähnt, ist es nicht so einfach, mit Verstorbenen zu kommunizieren und klare Antworten zu bekommen. Möchte man mit einem verwandten Verstorbenen sprechen, ist es meist noch schwieriger als mit jemandem, den man nicht kannte. Das liegt daran, dass einem die Antworten erst recht sehr viel bedeuten. Der Erfolgsdruck ist deshalb sehr hoch und dadurch ist man zu wenig entspannt. In meinen Kursen lernen die Teilnehmenden zuerst die Kommunikation mit der Materie, danach mit Pflanzen und Tieren und erst dann mit Geistwesen – und mit solchen, die niemand aus der Gruppe persönlich kannte. Die Idee dahinter ist, sich wirklich zuerst einmal in aller Ruhe an die Kommunikation selbst zu gewöhnen. Möchte man danach mit einem Verstorbenen aus der Verwandtschaft kommunizieren, fällt es einem leichter. Falls es dennoch nicht gehen sollte, empfehle ich jeweils einen anderen Verstorbenen als »Vermittler« einzubeziehen. Wenn man sich an die Kommunikation mit einem bestimmten Geistwesen gewöhnt hat, bittet man es, dem verstorbenen Verwandten etwas auszurichten und fragt danach, was sie oder er darauf erwiderte.

Frage

Ich habe häufig Kontakt mit Verstorbenen, und einige fühlen sich sehr angenehm an. Bei anderen wird mir aber ganz kalt, und es ist, als ob es im Raum dann auch kälter werden würde. Was bedeutet das?

Antwort

Dieses Kältegefühl wird oft wahrgenommen, es hat etwas mit den Frequenzunterschieden zwischen unserer und der anderen Welt zu tun. Ich erlebe das auch. Dies hat keine Bedeutung in Bezug auf den verstorbenen Menschen, also in dem Sinn, dass das irgendwie negativ ist. Es ist eine Nebenerscheinung, die etwas gewöhnungsbedürftig ist. Für die Verstorbenen ist es manchmal genau so schwierig, den Kontakt zu uns herzustellen, wie für uns zu fühlen, dass sie da sind.

Erweiterte Erklärung

Kommuniziert man mit Verstorbenen, liegt die Bandbreite der möglichen Nebenerscheinungen zwischen gar keiner und sehr vielen. Die Ursachen liegen in den unzähligen Glaubensstrukturen, die mit Verstorbenen verbunden sind. Wenn es kälter wird, kann das durch Frequenzunterschiede verursacht werden, es kann aber auch entstehen, weil man denkt, Verstorbene seien »kalt«. Bei dieser Glaubensstruktur orientiert man sich sozusagen am Körper des Toten, der ja nicht mehr warm ist. Es gibt viele Filme, in denen dies auch so dargestellt wird: Ein Verstorbener betritt den Raum, und man sieht plötzlich Zeichen des Frostes. In Filmen wird ja meist versucht, das Ganze ein wenig dramatischer zu zeigen. Aber das sind Glaubensstrukturen aus dem Mittelalter. Sie sind immer noch ziemlich weit verbreitet und tragen dazu bei, dass viele Menschen Angst vor einer Kontaktaufnahme mit Verstorbenen oder Geistwesen haben. Man kann den Verstorbenen dies auch ganz einfach mitteilen, etwa mit der Frage: »Ich habe leider Probleme mit Kältewellen, könntest du vielleicht eine Wärmewelle produzieren?« Das hört sich jetzt vielleicht ein wenig komisch an, aber es ist sehr zweckdienlich, um neue Erfahrungen zu machen. So wird erreicht, dass man mit der Zeit neue angenehmere Glaubensstrukturen aufbauen kann, einfach indem man die alten einmal hinterfragt und überprüft.

Frage

Haben vergangene Leben einen Einfluss auf mich?

Antwort

Ob vergangene Leben einen Einfluss haben, kann man je nach Glaubensstruktur unterschiedlich beantworten. Schauen Sie zuerst, ob die Folgen der Glaubensstruktur positiv oder negativ sind und wählen Sie dementsprechend aus.

Erweiterte Erklärung

Ich nenne »vergangene Leben« parallele Existenzen. So wie ich es wahrnehme, hat jeder von uns unzählige Leben. Da Zeit in der geistigen Welt nicht existiert, laufen alle Leben gleichzeitig sozusagen nebeneinander her. Das ist für viele Menschen schwer nachvollziehbar, weil man das mit dem Ego nur schwer erfassen kann. Das Ego hat ein lineares Konzept von der Zeit. Wir können uns in der physischen Welt zeitlich gesehen nur nach vorne bewegen, nicht zurück und auch nicht seitwärts. Von der geistigen Perspektive aus betrachtet, gibt es aber all diese Möglichkeiten, rückwärts, seitwärts und noch viel, viel mehr als das. Wenn das Ego vom Geist Bilder erhält, die noch nicht eingetroffen sind, wird es das klar als zukünftig benennen, also in der Zukunft einordnen. Gibt der Geist dem Ego Bilder von einem Zeitalter, das uns aus der Vergangenheit bekannt ist, wird es das unter Vergangenheit einsortieren, also zum Beispiel als ein vergangenes (vorheriges) Leben. Für mich ist es nicht so wichtig, das mit dem Ego ganz nachvollziehen zu können. Entscheidend sind für mich die Konsequenzen dieser Glaubensstruktur im Alltag. Das bedeutet für mich, *ich* kann auswählen, welche Existenz ich als vorheriges Leben nehme und ich kann dieses auch auswechseln. Das ist möglich, weil die Leben quasi »nebeneinander« und nicht »hintereinander« sind.

Häufig wird mir die Frage gestellt: »Ist dieses Leben im Land XY jetzt mein vorheriges Leben?« Ich antworte dann mit der Gegenfrage: »Möchtest du das denn als dein vorheriges Leben?« Besitzen die Fragenden eine streng lineare Glaubensstruktur, können meine Antworten ziemlich nerven. Denn ich gebe keine Antworten und beharre darauf, dass man selbst auswählen kann. Es gibt bestimmt ein Universum, in dem alles, auch die geistigen Dinge, streng linear ablaufen. Ich bevorzuge aber das Parallele, weil es mir auf der geistigen Ebene den größtmöglichen Freiraum gibt.

Es gibt auch immer wieder Menschen, die Fragen zum Karma haben. Da Karma von einem streng linearen Konzept ausgeht, benutze ich diese Glaubensstruktur nicht. Sie ist mir zu einengend, nicht logisch und macht hilflos. Ich habe mit der Karma-Glaubensstruktur kaum Handlungsmöglichkeiten, deshalb finde ich sie nicht praktisch, um Menschen zu helfen. Dennoch: Die Karma-Glaubensstruktur ist mit der meinigen (»Kein Karma«) absolut gleichwertig. Deshalb, wählen Sie selbst aus, was Ihnen dienlicher ist.

Mit welcher Glaubensstruktur ich in der Praxis arbeiten kann, hängt natürlich auch stark von der Herkunft (Land, Glaubensstruktur) der Person ab. Ich gehe mit jemandem, der hier in der Schweiz aufgewachsen ist und sich erst neu mit Karma befasst, völlig anders vor, als mit jemandem aus beispielsweise Indien, der schon sein ganzes Leben in dieser Glaubensstruktur verbracht hat. Bei Letzterem würde die Aussage »Karma ist eine mögliche Glaubensstruktur« mehr schockieren als helfen. Beim Betreffenden würde ich eher innerhalb der Karma-Glaubensstruktur versuchen, eine Lösung zu finden. Für mich hat klar Priorität, der Person zu helfen, und nicht eine bestimmte Glaubensstruktur zu vermitteln. Deswegen lernen die Menschen in meinen Kursen mit Glaubensstrukturen eher ein wenig zu jonglieren und zu variieren, als einer ganz bestimmten zu folgen.

Frage

Einer meiner Bekannten, nennen wir ihn Paul, ist durch einen brutalen Unfall ums Leben gekommen. Er war mit dem Motorrad unterwegs und wurde von einem Autofahrer übersehen. Er starb noch auf der Unfallstelle. Ich machte schon oft Erfahrungen mit Verstorbenen, ich »sehe« sie und führe ab und zu auch Gespräche mit ihnen. Bis jetzt erzählte ich niemandem darüber, weil es auch nie ein Problem für mich war. Bei Paul aber weiß ich nicht mehr weiter. Jeden Abend, wenn ich ins Bett gehe, ist er da. Ich sehe ihn sogar in seiner Motorrad-Kleidung, die er am Tag des Unfalls trug, und daran ist überall Blut. Er scheint mir ratlos zu sein. Er sagt, dass er nicht sterben wollte, es zu früh war, und dass ein Fehler passiert sei. Er kann nicht weitergehen und er kann seinen Zustand nicht akzeptieren. Was kann ich tun?

Antwort

Ich habe über all die Zeit, in der ich mit Verstorbenen sprach, festgestellt, dass sie sich immer entsprechend der Anschauung des Wahrnehmenden zeigen. Man sieht die Dinge so, wie man selbst denkt, dass sie sind. Was ich von diesem Verstorbenen mitbekomme, ist, er möchte Ihnen helfen, die eigene Einsicht zu vertiefen, dass es keine Zufälle gibt. Das Leben ist nicht »falsch«, er hat sich diese Erfahrung aus bestimmten Gründen so ausgewählt. Und wenn Sie dies in Ihrem Inneren spüren können, werden Sie ihn nicht mehr so wahrnehmen wie jetzt. Der erste Schritt liegt bei Ihnen. Erzählen Sie ihm von Ihren eigenen Ängsten, und es kann sein, dass er zu einem wertvollen Begleiter auf Ihrem weiteren Weg wird.

Erweiterte Erklärung

Eine weiterverbreitete Anschauung ist, dass Verstorbene, die eines plötzlichen, unerwarteten Todes gestorben sind, danach Probleme haben würden. »Plötzlich« kann nur von der Ego-Ebene aus betrachtet werden, geistig gesehen gibt es das nicht, denn es ist ein »zeitlicher« Begriff. »Plötzlich« heißt auch, dass diese Person sich auf den Tod nicht vorbereiten konnte und sie meist noch viel zu jung war, um zu sterben. Solches denken wir – von unserer Perspektive aus gesehen. Es ist schwer für uns, mit einen unerwarteten Tod umzugehen. Was diese Art des Todes für den Verstorbenen bedeutet, lasse ich offen. Ich rate generell zu versuchen, dem Verstorbenen so viel Raum wie möglich zu geben. Teilen Sie einem Geistwesen Ihre eigenen Gedanken mit, was immer das auch für welche sind, und lassen Sie sich von ihm helfen, eine andere Perspektive zu entdecken.

Frage

Meine Katze ist letztes Jahr gestorben. Weil ich sie so sehr liebte, konnte ich ihren Tod nur schwer verkraften. Deswegen ließ ich mir von einer Bekannten einreden, meine Katze ausstopfen zu lassen. Ich habe sie jetzt weiterhin bei mir und das fühlt sich so an, als ob sie noch leben würde. Sie liegt im Wohnzimmer auf dem Sofa an ihrem Lieblingsplatz, und ich spüre ihre Nähe immer noch sehr stark. Kürzlich erzählte mir aber jemand, dass ich mit meiner Katze etwas ganz Schlimmes gemacht hätte, denn so würde ich sie daran hindern, ins Jenseits übergehen zu können, weil ihr Körper nicht vergehen könne. Ich bin mir jetzt nicht mehr sicher, ob meine Entscheidung gut war. Können Sie mir da weiterhelfen.

Antwort

So wie ich die geistige Welt wahrnehme, macht es nichts, wenn man ein Tier ausstopfen lässt. Sie hindern Ihre Katze auf keinerlei Weise daran, nach dem Tod eine geistige Existenz zu führen. Es gibt viele Geschichten darüber, was man darf und was man nicht darf, was welche Folgen hat usw. Jeder kann sich da seine eigene Wahrheit auswählen. Sie können sich auf Ihr Gefühl verlassen. Sie fühlen sich auf diese besondere Art sehr wohl mit Ihrer Katze. Und so ist sie noch in Ihrer Nähe, das ist das entscheidende Kriterium. Wenn es für Sie stimmt, stimmt es genauso für ihre Katze.

Erweiterte Erklärung

So wie man allgemein denkt, Verstorbene gingen ins Jenseits »weg«, so denkt man häufig auch, man halte sie fest, wenn man sich zu sehr an sie klammert. Ich gehe davon aus, dass jegliches Trauerverhalten richtig ist. Einige Menschen haben ein starkes Bedürfnis festzuhalten, indem sie ein Tier ausstopfen lassen, indem sie aus der Asche einen Diamanten anfertigen lassen, indem sie alles Behalten, was dem Verstorbenen gehörte. Für mich sind alle diese verschiedene Arten, mit dem Verlust umzugehen, gleich gut. In meiner Glaubensstruktur kann man den Verstorbenen damit nicht stören. Man muss auch nicht »loslassen«. Das ist sowieso ein Begriff, der sich auf die materielle Welt bezieht, und – ehrlich gesagt – schaffen das die meisten nicht. Meistens hilft nur die Zeit, den Schmerz ein wenig zu lindern. Wenn man für sich selbst noch irgendetwas machen kann, das einem hilft, dann sollte man das tun, auch wenn es beispielsweise das »Festhalten« ist.

Träume

Frage

Ich hatte letztes Jahr einen Traum, in dem ich gesehen habe, wie ich bei einem Autounfall sterbe. Der Traum war sehr real, und seitdem habe ich große Angst, mit dem Auto zu fahren. Ist der Traum echt, wird das passieren?

Antwort

Es kommt darauf an, aus welcher Warte Sie das betrachten:

- Aus Sicht des Egos: Das Ego wird denken: ja. Dies, weil es nur eine Version wahrnehmen kann. Und wenn es in der Vergangenheit noch nicht passiert ist, wird es automatisch in die Zukunft platziert. Das Ego wird daher den Autounfall erwarten.
- Aus Sicht des Geistes: Der Unfall ist eine von 1000 Möglichkeiten, die ich auswählen kann (nur als Beispiel – natürlich sind es viel mehr Möglichkeiten, als wir erfassen können). So, wie ich aber auch eine ganz andere Möglichkeit auswählen kann. Die Vergangenheit steht ebenso offen: es gibt eine Möglichkeit, bei der der Autounfall schon passiert ist. Dies wurde aber jetzt nicht als Vergangenheit ausgewählt.
- Aus der Perspektive der Angst: Angst spielt hier natürlich auch eine große Rolle. Sie lebt sehr im Jetzt, ist also auch an Zeit gebunden. Deswegen wird die Angst den Autounfall erst recht jeden Moment erwarten. Sie wird deshalb versu-

chen, einen davon abzuhalten, sich in Situationen zu begeben, in denen die Wahrscheinlichkeit größer ist, dass der Unfall eintrifft. Hier hilft die Erkenntnis: Angst befürchtet immer das Schlimmste.

Was machen Sie jetzt mit diesem Wissen? Wesentlich dabei ist, ob Sie diesen unendlichen Möglichkeitsraum einigermaßen nachvollziehen können. Denn das Ego kennt ihn nicht; und so wird es immer ein Ereignis nach vorn oder nach hinten projizieren. Mein Ego macht das natürlich auch. Ich schenke dem einfach wenig Beachtung, weil ich weiß, dass die Bilder nur eine Möglichkeit von ganz, ganz vielen sind. Ich habe ein sehr gutes Vorstellungsvermögen, und ich kann mir auch einen Autounfall sehr gut bildlich, in Farben usw. vorstellen. Für mich gibt es aber nicht eine Zukunft, sondern unendlich viele, woraus ich immer auswählen kann. Wir sind frei, die Regeln selbst zu schreiben. Ich sage auch nicht, es wird nicht passieren. Aber wenn es geschieht, so habe ich in jeder Sekunde, während es passiert, immer noch viele Möglichkeiten.

Erweiterte Erklärung

Steckt man in solch einer Situation, sollte man ausprobieren, wie sich das Ego besänftigen lässt. Was ich dazu empfehlen kann, ist der Film »What the Bleep do we know« (erhältlich in englischer Sprache mit deutscher Untertitelung). Dieser Film ist sehr hilfreich, um zu verstehen, was das genau bedeutet, dass Zeit nicht existiert und alles gleichzeitig geschieht.

Wenn solche Bilder ständig präsent sind, nützt es wenig, sie zu verdrängen. Meistens zeigen sie sich dann erst recht und oft noch schlimmer. Ich rate daher dazu, sich die Bilder im Kopf anzuschauen, sie aber immer wieder ein wenig zu verändern. Beispielsweise von einem schweren Unfall zu einem Unfall ohne Personenschaden – also nur Blechschaden. Danach zu einem, bei dem es nur einen Kratzer gibt. Und schließlich zu einem Beinahe-Unfall. Je mehr Variation Sie hineinbringen, desto weniger bedrohlich werden die Bilder. Zwanzig unterschiedliche Versionen haben weniger Kraft als eine. Die Idee dahinter ist, dass es mit der Zeit langweilig wird, sich vom immer gleichen Unfall oder einem sonstigen schlimmen Ereignis ein anderes Szenario ausdenken zu müssen, und so die Bilder nach und nach aufhören. Gleichzeitig können Sie die anfänglichen Bilder auch mit Liebe oder mit Wut anstrahlen.

So empfehle ich, einfach eins zu sein, mit dem was ist, nämlich, dass wir es als Menschen eben nicht lassen können, uns selbst Angst zu machen. Und das ist genauso »göttlich« wie alles andere. Wir machen also nichts falsch, sondern es ist völlig in Ordnung und wir sollten es zu unserer Natur gehörend annehmen. Sich zu bemühen, damit aufzuhören, ist kontraproduktiv. Besser ist, die Situation zu nutzen, um den Geist und die Phantasie ein wenig zu trainieren.

Frage

Ich würde mich gerne an meine Träume erinnern können. Dies gelingt mir aber nur selten. Wie kann ich das ändern?

Antwort

Es gibt viele Bücher über Träume, die auch zahlreiche Übungen enthalten, mit denen das Erinnern an Träume trainiert werden kann. Ich empfehle Ihnen aber auch aus einem anderen

Grund einige Bücher über Träume zu lesen: Sie befassen sich damit intensiver mit diesem Thema, und das allein kann schon eine Wirkung haben. Eine bewährte Methode ist übrigens auch, ein Blatt Papier und einen Stift neben dem Bett bereitzuhalten, so dass man nach dem Aufwachen – wenn man sich noch erinnert – sofort etwas aufschreiben kann.

Erweiterte Erklärung

Viele Menschen fragen mich, ob Träume wichtig seien, ob sie etwas bedeuteten und ob sie damit arbeiten sollten. Fragen Sie sich auch hier, ob es Ihnen Spaß bereitet, sich mit Ihren Träumen oder mit Träumen generell zu befassen? Auf jeden Fall müssen Sie sich nicht daran erinnern. Auch bei Träumen bzw. der Interpretation derselben ist es wichtig, günstige Glaubensstrukturen zu finden, die einem dienen, statt einem das Leben erschweren. Ich gehe einmal davon aus, dass es auch ein wenig eine Sache des Typs ist, ob man sich häufig an Träume erinnert. Also wählen Sie selbst, ob Ihre Träume wichtig sind oder nicht, ob Sie sich damit viel beschäftigen möchten oder gar nicht.

Frage

Ich habe immer wieder denselben Traum: Ich befinde mich in einem sehr schönen Haus. Am Anfang ist alles gut, aber dann gehe ich weiter ins Haus hinein, es wird dunkler, und plötzlich sitze ich fest. Die Türen hinter mir sind geschlossen, und ich finde keinen Ausgang mehr. Ich wache auf in Panik. Das geht jetzt schon mehrere Monate lang, und der Traum kommt etwa dreimal in der Woche. Ich weiß mir nicht zu helfen.

Antwort

Hier gibt es mehrere Möglichkeiten. Zuerst ist es wichtig, zu schauen, ob es in Ihrem Leben eine Situation gibt, in der Sie ähnlich empfinden wie im Traum. Wenn es etwas gibt, bei dem Sie den Eindruck haben, nichts machen zu können, um aus der Situation herauszukommen, versuchen Sie wenigstens sich im Geist vorzustellen, dass Ihnen dies doch möglich wäre. In der Vorstellung müssen Sie sich nicht an die gegebene Realität halten. Das sollte etwas den Druck von Ihrer Psyche nehmen. Wenn Sie die Situation »breiter« wahrnehmen, kann es sein, dass Sie im Traum einen Ausweg aus dem Haus finden.

Erweiterte Erklärung

Wenn man sich für »Träume« interessiert, empfehle ich das »luzide« Träumen auszuprobieren. Das bedeutet im Traum zu wissen, dass man träumt. Wie man das macht, steht in mehreren Büchern beschrieben. Es gibt verschiedene Methoden, von denen ich folgende empfehlen kann – den Traum aus der Frage nehme ich dabei als Beispiel: Bevor Sie einschlafen, stellen Sie sich das Haus Ihres Traumes ausführlich vor, je mehr Details, desto besser. Machen Sie dies jeden Tag. Zu Beginn sollten Sie sich an die Traumbilder halten, bis zu dem Punkt, an dem Sie keinen Ausgang finden. Lassen Sie es in Ihrer Vorstellung auch dunkler werden, aber fügen Sie einen »versteckten« Lichtschalter hinzu. In Ihrer Vorstellung finden Sie den im richtigen Moment, machen das Licht an und sehen auch plötzlich wieder eine Tür, durch die Sie nach draußen gehen können. Stellen Sie sich etwa zehn verschiedene Szenarien mit versteckten Lichtschaltern vor. Wenn Sie dies einige Tage lang machen, sind die Chancen sehr groß, dass Sie sich im Traum daran erinnern. Bevor Sie ins Bett gehen, versuchen Sie die Absicht zu haben, den Lichtschalter im Haus zu finden. Das lenkt etwas vom »Festsitzen« ab. Falls die Umstände sich beim nächsten Traum erschweren, können Sie in Ihren Vorstellungsbildern zusätzlich eine Taschenlampe dabei haben, oder einen Hund, der im Dunkeln besser sieht als Sie. Bei wiederkehrenden Alpträumen rate ich meist zu einem solchen Vorgehen. Man sollte im Wachzustand den Traum immer wieder »üben«, bis man sich sehr daran gewöhnt hat, und sich etwas einfallen lassen, um die Gefahr im Traum zu vermeiden oder sie zu beheben.

Die generelle Vorgehensweise ist demnach die Folgende: Stellen Sie sich – im Bett, wenn Sie noch wach sind – ein erwünschtes Traumszenario vor. Wenn Sie quasi im Wachzustand mit Träumen beginnen, ist die Chance groß, dass der Traum das aufnimmt, was Sie vor dem Einschlafen dachten. Vergessen Sie dabei nicht, dass Sie selbst über die Bedeutung Ihrer Träume entscheiden. Träume sind das, was Sie möchten, dass sie es sind.

Frage

Ich träume immer wieder von derselben Landschaft. Ich denke, es könnte irgendwo in England sein. Ich fühle mich dort sehr wohl, weiß nun aber nicht, was ich damit machen soll. Soll ich nach England reisen und versuchen, diesen Ort des Traumes zu finden?

Antwort

Ich denke, Sie haben auf jeden Fall den Wunsch, nach England zu reisen. Daher rate ich Ihnen, diese Idee weiterzuverfolgen;

der Traum kann Ihnen dabei helfen. Sie können sich noch weitere Träume wünschen mit vielleicht mehr Hinweisen für eine Reise. Sie können auch versuchen, den Ort Ihres Traumes zu finden – zuerst zum Beispiel über das Internet. Ich gehe davon aus, dass Ihnen dies leicht fallen wird, weil Sie den Ort im Traum gut spüren können. Und ich gehe ebenso davon aus, zwischen Ihnen und diesem Ort besteht eine geistige Verbindung. Eine Verbindung, die dazu führt, dass Sie genau zum richtigen Ort fahren werden. In einem solchen Fall kann man den Ort als ein Zeichen auffassen und ihn auch so nutzen.

Erweiterte Erklärung

Bei dieser Frage ist es offensichtlich: Die Person wünscht sich eine bestimmte Glaubensstruktur. Hier darauf hinzuweisen, dass man sich die Bedeutung der Träume selbst auswählen kann, ist überflüssig, denn in diesem Fall ist der Traum eine positive Bereicherung im Leben dieser Person. Ich empfehle deshalb diesem Traum nachzugehen und alle Aspekte, die darin vorkommen, weiter zu vertiefen.

Negative Einflüsse

Frage

Ich bin seit ein paar Jahren geschieden von meinem Mann, verliebte mich dann wieder und lebe heute glücklich mit meinem neuen Partner und seinen Kinder zusammen. Damals zog ich in eine andere Stadt um und verlor dadurch meinen Freundeskreis. Die Freunde meines Ex-Ehemannes wurden dann meine neuen Freunde. Seit ich aber meinen Mann verlassen habe, wandten sich fast alle gegen mich und reden auch schlecht über mich. Ich habe Angst, dass all diese negativen Gedanken mir schaden. Seit kurzem habe ich Schmerzen, die ich nicht erklären kann, und ich frage mich, ob es da einen Zusammenhang geben könnte.

Antwort

Wie Sie vielleicht schon in meinen früheren Publikationen gelesen haben, wissen Sie, dass Gedanken nur negativ sind, wenn man sie so bewertet. Die negativen Gedanken von anderen Menschen tun Ihnen nichts. Wichtig ist, Ihre eigenen negativen Gedanken nicht mehr als »negativ« zu bewerten. Dann haben Sie auch keine Angst mehr vor negativen Gedanken, weil jeder Mensch für sich allein entscheidet, was positiv und was negativ ist. Und wenn man die eigenen negativen Gedanken ablehnt, kann das Außen für einen Spiegel sorgen, aber es bleibt ein Spiegel, es tut Ihnen nichts, darüber entscheiden Sie in dem Sinne selbst.

Die Schmerzen können erzeugt worden sein, weil Sie über

längere Zeit hinweg Angst hatten; das gibt Stress und eine körperliche Anspannung. In einer solchen Situation hilft zum Beispiel eine normale Körpermassage meistens sehr gut. Und die Chancen sind groß, dass Sie, wenn Sie diese negativen Gedanken bei sich und bei anderen annehmen, wieder einige von Ihren Freundschaften aufnehmen können.

Erweiterte Erklärung

Das Ego liebt kausale Zusammenhänge, und dass negative Gedanken schaden können, ist eine weit verbreitete Glaubensstruktur. Hier auf eine solche Verknüpfung zurückzugreifen, wirkt blockierend. Es gibt keine Lösung, weil man die Gedanken der anderen nicht kontrollieren kann. Viele Menschen, die diese Glaubensstruktur benutzen, greifen in solchen Fällen zurück auf verschiedene Arten von Schutz- und Reinigungsmechanismen wie etwa Schutzengel, Reinigungssalze und viele andere Wege. Ich bevorzuge eine einfachere Glaubensstruktur, nämlich dass negative Gedanken nur vom Ego aus gesehen negativ sind, nicht jedoch von der geistigen Ebene aus. Deswegen ist es nicht möglich, dass andere Menschen Ihnen nur mit ihren Gedanken Schmerzen zufügen können. Häufig kommt die Reaktion: »Ich habe aber mein Haus schon ausgeräuchert – ist das jetzt schlimm, hätte ich das nicht tun sollen?« Meine Antwort darauf lautet: »Klar dürfen Sie das machen. Sie können durchaus mehrere Glaubensstrukturen ein wenig mischen. Möglicherweise macht Ihnen das auch den Übergang zur neuen Glaubensstruktur leichter, und wenn Sie das glücklich macht, ist das sicher nicht falsch.« Keine einzige Glaubensstruktur ist richtig oder falsch, sondern einfach eine von zahlreichen Möglichkeiten. Wählen Sie aber eine aus, die Ihnen leicht fällt.

Frage

Unser Bauernhof liegt direkt unter einer Hochspannungsleitung. Ich vermute nun, dies ist der Grund dafür, dass unsere vier Kinder häufig krank sind und wir für unsere Kühe oft den Tierarzt rufen müssen. Mein Mann teilt diese Meinung nicht. Ich versuche, positiv zu denken, habe aber trotzdem Angst. Was raten Sie mir?

Antwort

Als Erstes rate ich Ihnen, nicht nur »positiv« zu denken, sondern allen Ihren Gedanken freien Lauf zu lassen – in diesem Fall wahrscheinlich besonders jenen, die der Hochspannungsleitung die Schuld an allem geben. Wenn Sie nämlich versuchen, die »negativen« Gedanken weiter zu verdrängen, kostet Sie das viel Kraft. Außerdem funktioniert es nicht wirklich, weil Sie dies trotzdem weiter denken. Danach versuchen Sie, die »schlechten« Gedanken mit Liebe anzustrahlen. Geben Sie sich selbst den Raum zu denken, was sie möchten.

Als Zweites sollten Sie Ihre Angst angehen. Sie ist es nämlich, die überzeugt ist, dass die Hochspannungsleitung schuld ist. Versuchen Sie aber nicht, dies Ihrer Angst auszureden, sondern stellen Sie sich auch hier vor, wie Sie ihre Angst mit Liebe anstrahlen und ihr den Freiraum geben, bei bestimmten Dingen dennoch aktiv zu sein – da darüber wirklich unterschiedliche Ansichten kursieren. Es gibt Studien, die nachweisen, dass solche Leitungen Mensch und Tier Schaden zufügen; es gibt aber auch Untersuchungen, die das Gegenteil belegen. Ihre Angst geht immer auf Nummer sicher, sie will Sie eigentlich nur beschützen.

Und zum Dritten: Schauen Sie sich einmal Hochspannungsleitungen genauer an. Sie leiten Elektrizität weiter, sie tragen sehr viel Spannung in sich – aber sie machen das sehr gut. Wie gehen Sie selbst mit Spannung um respektive mit der »menschlichen Version« von Spannung, mit Stress? Womit könnten diese Leitungen Ihnen helfen, wenn Sie sie um Rat bitten würden? Stellen Sie sich die Möglichkeit vor, dass diese Leitungen genauso Teil sind vom Göttlichen Bewusstsein, wie Sie selbst auch. Sie könnten sie mit Liebe anstrahlen und in Gedanken mit ihnen zu sprechen beginnen. Bedeutsam ist dabei, den Leitungen mitzuteilen, was Sie wirklich über sie denken, also dass sie Ihnen und Ihrem Umfeld schaden und dies Ihnen viel Angst bereitet usw. Danach können Sie ihnen einen Vorschlag machen, es nochmals zu versuchen, eine bessere Beziehung mit Ihnen zu haben. Bitten Sie die Leitungen, Sie zu inspirieren, wie Sie besser mit Stress umgehen können. Bitten Sie sie, Ihnen zu helfen, Vertrauen darin zu gewinnen, dass sie Ihnen keinen Schaden zufügen.

Erweiterte Erklärung

Nebst der Hochspannungsleitung stellt sich hier ein weiteres Problem: Beide Partner haben verschiedene Glaubensstrukturen, und das macht Angst. Es kann eine Beziehung sehr belasten, weil der eine sich vom anderen nicht ernst genommen fühlt. Dies vergrößert die Angst noch.

Aus der Perspektive des Egos her gesehen, ist etwas wahr oder nicht. Da das Ego auch gerne recht haben möchte, kann man hier nicht gut mit dem Ego arbeiten, es braucht den Geist. Für den Geist ist es einfacher, verschiedene Glaubensstrukturen nebeneinander stehen zu lassen. Wenn man aber Angst hat, beeinträchtigt das den Geist, deshalb ist es wichtig, der Angst zuerst genügend Raum zu geben. Es ist auch wichtig, dass das Ego seine negativen Gedanken denken kann, aber mehr kann man hier mit dem Ego nicht ausrichten. Deswegen empfehle ich hauptsächlich geistige Übungen, weil sich die Person so über die Kommunikation mit der Materie der Hochspannungsleitung von einer ganz neuen Seite annähern kann. Außerdem wird dem Ego auf diese Weise keine neue Glaubensstruktur aufgezwungen, sondern es kann selbst entdecken und ausprobieren.

Frage

Ich habe vor anderthalb Jahren ein Buch über das »Positive Denken« gelesen und übte dies dann auch. Am Anfang ging es mir eigentlich sehr gut dabei, aber später konnte ich die negativen Gedanken nicht mehr kontrollieren und es ging mir immer schlechter. Jetzt habe ich auch Mühe einzuschlafen, weil die negativen Gedanken mir immer im Kopf kreisen und ich sie nicht mehr wegbekomme. Überhaupt, es gelingt mir vor dem Schlafengehen kaum mehr, einen positiven Gedanken zu haben. Was soll ich machen, damit ich diese negativen Gedanken nicht mehr habe?

Antwort

Von der geistigen Ebene her gesehen, gibt es für mich keinen Unterschied zwischen positiven und negativen Gedanken. Für mich ist ein Gedanke an sich neutral; es ist der Mensch, der wertet, ob es ein positiver oder ein negativer Gedanke ist. Wir alle haben täglich sehr viele Gedanken, und es ist kaum möglich, sie zu kontrollieren. Wenn wir dies versuchen, benötigt das einen großen energetischen Aufwand. Es ist normal, dass wir sowohl positive wie auch negative Gedanken haben. Und es ist ebenso wichtig, dass wir Dinge werten, denn das gehört zu unserem Leben. Mit »Werten« meine ich jedoch nicht »Verurteilen«. Zu versuchen, nur positiv zu denken, ist eine Art Verurteilung eines Teils von uns selbst, nämlich dem der eigenen »negativen« Gedanken. Weil Gedanken sowieso da sind, kann man im besten Falle eigentlich nur so tun, als ob man nicht mehr »negativ« denkt. Ich rate Ihnen, Ihre negativen Gedanken mit Liebe anzustrahlen und sie einfach sein zu lassen.

Erweiterte Erklärung

Da alles »göttlich« ist, lässt sich von der geistigen Ebene her gesehen nicht unterscheiden zwischen positiv und negativ. In der praktischen Umsetzung heisst das, allem, was wir sind, Raum zu geben – also unseren positiven und negativen Gedanken, allen unseren Gefühlen, nicht nur der Liebe und der Trauer, sondern auch dem Hass und der Wut, kurz, allem, was uns zum Menschen macht. Aus meiner Sicht sind wir alle über den Geist miteinander verbunden. Die anderen Teile von uns sind »getrennt«, aber sie können sich auch miteinander verbinden. Der Körper verbindet sich über Körperkontakt mit einem anderen Körper, über die Gefühle verbinden wir uns, indem wir auf etwas emotional reagieren, und das Ego verbindet sich mit verschiedenem oder jemandem, indem es wertet. Viele spirituelle Richtungen äußern sich über Harmonie oder auch über das »Sein«. Für mich bedeutet Harmonie nicht, nur positiv zu sein, sondern in Harmonie zu sein mit dem Positiven wie auch dem Negativen. »Sein« heißt für mich: alles »Sein«, oder allem, was wir sind, Raum geben.

Angst

Die Fragen dieses Kapitels beziehen sich vornehmlich zu Themen meines Buches »Angst – Beschützer rund um die Uhr«. Es würde zu weit führen, auch an dieser Stelle umfassend auf diese Themen einzugehen. Um dennoch die jeweilige Frage nachvollziehen zu können, finden sich entsprechende Bemerkungen eingefügt.

Obwohl meine Bücher unabhängig voneinander gelesen werden können, bauen sie im Grossen und Ganzen aufeinander auf.

Frage

Sie sprechen davon, dass ein Fell bei der Angst, bei der das Reptilienhirn die Ursache ist, von Nutzen sein kann. Könnte daher ein Schaffell im Bett eine Erleichterung sein?

Bemerkung: Das Reptilienhirn steuert unter anderem unser vegetatives Nervensystem. Da es ein sehr alter Gehirnteil von uns ist, funktioniert es, rudimentär ausgedrückt, heute noch so, wie es dies beim Steinzeitmenschen schon tat: Ist das Überleben gefährdet, reagiert es mit Flucht, Erstarrung oder Angriff. Nur: die Bedrohungen sind heute ganz andere als in der Steinzeit – und damit die Reaktionen des Reptilienhirns im täglichen Leben, in Beziehungen und im Beruf oft lästig, und die Menschen leiden darunter. Um Probleme, die vom Reptilienhirn kommen, beseitigen zu können, entwickelte ich eine entsprechende Visualisierungsübung, die auf einem Steinzeitszenario basiert.

Antwort

Ja, ein Schaffell im Bett ist gut. Es kann auch ein Kaninchenfell oder ein anderer Pelz sein. Wie ich hörte, hilft anscheinend ein Kuhfell nicht. Ich nehme an, weil es nicht pelzig genug ist. Vielen Babys legt man ja ein Schaffell in ihr Bettchen oder ihren Stuben- oder Baby-Wagen, und sie fühlen sich sehr wohl damit.

Erweiterte Erklärung

Pelz und Fell eignen sich gut, um das Reptilienhirn zu beruhigen. Aus den vielen Rückmeldungen schließe ich, dass es sehr vielen Menschen hilft, nicht nur ein Fell im Bett zu haben, sondern auch ein Stückchen Fell bei sich zu tragen, zum Beispiel in Form eines Schlüsselanhängers. Es gibt Menschen, die das Fell sehr häufig nutzen, und solche, die es nur in bestimmten Notsituationen benötigen, etwa an Prüfungen. Doch: Viele möchten in solchen Situationen nicht, dass die Mitschüler oder -studenten das sehen. Während einer mündlichen Prüfung ist es auch nicht leicht möglich, ein Fell in der Hand zu halten. In diesen Fällen kann ein kleines Stückchen unter die Kleidung »geklebt« werden, so dass man dieses auf der Haut spürt, jemand anderes es jedoch nicht sieht. Obwohl das etwas aufwendig ist, möchte ich doch darauf hinweisen, weil es so nützlich ist.

Frage

Akkumuliert sich die »blaue Säule« im Laufe des Lebens oder baut sich diese Energie auch in »ruhigen Zeiten« von selbst wieder ab?

Bemerkung: Für das Reptilienhirn entwickelte ich eine eigene bildliche Darstellung, um es von allen anderen Dingen gut unterscheiden zu können.[5] *Ich vergleiche es mit zwei Wasserleitungen, eine für warmes und eine für kaltes Wasser. Diese zwei Leitungen oder Säulen – eine rote für die guten Gefühle, eine blaue für die schlechten – nehme ich im Oberkörper wahr. Das Reptilienhirn ist immer aktiv. Es schüttet Stoffe aus, die für das entsprechende Gefühl sorgen. So gibt es häufig eine Mischung aus guten und schlechten Gefühlen. Und daher ist die Farbe oft mehr blau als rot, was man als eine Art »ok«-Grundgefühl, aber nicht als Hochgefühl bezeichnen kann.*

Antwort

Das hängt davon ab, wie lange die Ruhephase dauert. Ich habe Menschen erlebt, bei denen die Energie sich langsam abbaute, und andere, wo sie sich nicht abbaute. Da spielen mehrere Faktoren eine Rolle, deswegen kann ich diese Frage nicht allgemein beantworten.

Erweiterte Erklärung

Ich habe bezüglich des Reptilienhirns noch nicht viele »Regeln« entdecken können. Es ist wie bei der Frage: »Wieso haben einige Menschen mehr Angst als andere?«, es gibt keine generalisierende Antwort. Ich hüte mich auch, hier zusätzliche Glaubensstrukturen aufzubauen und betrachte lieber jeden Fall als Einzelfall.

[5]) in »Heilen heute«, Ausgabe 4/2007

Frage

Ich habe manchmal große Mühe mit der Visualisierungsübung der Höhle.[6] Hat das auch etwas mit Wärme zu tun resp. mit der Angst vor dem Erfrieren? Bei der Visualisierung war für mich ein großes Problem, dass mir immer so kalt wurde, und das lenkte mich vom Wesentlichen ab.

Antwort

Ja, die Angst vor dem Erfrieren löst eine Reaktion aus. Es wäre hilfreich, wenn Sie während der Visualisierungsübung dafür Sorge tragen, dass es Ihnen schön warm ist. Denn wenn das Reptilienhirn Alarm auslöst, wird es schwieriger zu visualisieren, weil dann eine Flucht- oder Erstarrungsreaktion in Gang gesetzt wird.

Erweiterte Erklärung

Bei der Visualisierung der Höhle ist es wichtig, dass Sie die »Überlebenskriterien« beachten, wofür das Reptilienhirn zuständig ist. Man sollte die Höhlenübung nicht machen, wenn man Hunger hat oder einem kalt ist – oder wenn tatsächlich ein Tiger vor einem steht …

Frage

Meinem Sohn wurde ADHS (Aufmerksamkeitsdefizit-/Hyperaktivitätsstörung) diagnostiziert. Könnte es aber sein, dass dies auch etwas mit dem Reptilienhirn zu tun hat? Die Symptome die er hat, sind denen sehr ähnlich, die Sie im »Angst«-Buch beschreiben.

[6]) in »Angst – Beschützer rund um die Uhr«, Seite 28 ff.

Antwort

Ich habe schon Fälle von ADS oder ADHS erlebt, bei denen das Reptilienhirn eine hohe Alarmbereitschaft zeigte, sowohl bei Kindern als auch bei Erwachsenen. Was auch häufig der Fall ist, dass Kinder mit dieser Diagnose in der Schule Schwierigkeiten haben und deswegen gehänselt und unter Umständen ausgeschlossen werden. Dies wiederum löst eine Reaktion des Reptilienhirns aus, so dass sich die Situation (noch weiter) verschlimmert.

Klar kann man bei kleineren Kindern das Bild mit der Höhle schwer als Visualisierungsübung vorschlagen. Es gibt aber alternative Möglichkeiten. Hier eine Auflistung von Tipps, die ich betreffenden Eltern gegeben habe, und mit denen Erfolge erzielt wurden. Ich hoffe, dass einige auch für Sie hilfreich sind:

- *Ein Schaf- oder anderes Fell ins Bett legen.* Auch ein Stofftier mit einem Stückchen Fell daran reicht oft schon. Über Schlüsselanhänger mit einem kleinen Stückchen Pelz habe ich viele positive Rückmeldungen erhalten; sie sind ideal für Kinder, die etwas älter sind, da sie sie mitnehmen und sich daran festhalten können, zum Beispiel wenn sie Angst bekommen oder bei Prüfungen in der Schule.
- *Fotos von mehreren Menschen im Zimmer aufhängen.* Das kann die eigene Familie sein, aber weil eine gewisse Anzahl wichtig ist (vier Menschen sind zu wenig), schlage ich beispielsweise bei Jungen jeweils ein Foto einer Fußball- oder anderen Sportmannschaft vor. Bei Mädchen ist das etwas schwieriger, weil sie häufig weniger Interesse in diese Richtung zeigen. Sie können vielleicht mehrere Fotos ihrer Lieb-

lingsidole aufhängen, so dass sie auf diese Weise zu einer Anzahl von Menschen kommen.

- *Ein Höhlen-ähnliches Versteck im Zimmer als Spielecke einrichten, eventuell mit einem Zelt. Dazu Geschichten erzählen über Freunde und Familie, die im Zelt zusammensitzen, und dies auch mit Familienmitgliedern und Freunden spielen.* Viele Märchen enthalten Gefahrensituationen (zum Beispiel eine Flucht), bei denen am Ende alle wieder zusammen und glücklich sind. Wichtig ist, die Geschichte vor dem Einschlafen zu Ende zu erzählen oder zu spielen, so dass die Spannung nicht allzu lange aufrechterhalten wird.
- *Bilder oder Geschichten aus der Steinzeit zeigen und erzählen, sofern Interesse dafür besteht.* Wenn die Kinder die Visualisierungsübung verstehen und bereit sind, sie auszuprobieren, sind solche Bilder, die sie zuerst anschauen können, bevor Sie sie verinnerlichen, hilfreich. Aber wie gesagt, die Mitglieder vom Fußball- oder Volleyball-Team o.ä. zu visualisieren, hilft meist auch schon. Man kann sogar ein Spiel daraus machen und die Menschen, die man kennt, einfach einmal »innerlich anschauen«. Die meisten Kinder und Erwachsenen machen dies automatisch; wenn der Name von einer oder einem Bekannten genannt wird, »sehen« wir diese Person innerlich.
- *Eine Katze als Haustier halten.* Dies ist sehr hilfreich, wie ich schon sehr häufig hörte.
- *Als Eltern die Visualisierungsübung machen.* Da die Reaktion des Reptilienhirns ansteckend ist, nützt es oft auch schon, wenn man sie als Elternteil macht und danach eine Weile mit dem Kind zusammensitzt und gut darauf achtet,

dass es sehr ruhig bei einem bleibt. Diese Ruhe »färbt ab« auf die Menschen, die um uns sind.

Erweiterte Erklärung

Ich habe viele Eltern, die wegen der ADHS-Diagnose ihrer Kinder zu mir kommen. Hauptsächlich, weil diese Kinder häufig auch eine grössere Sensibilität als andere und viele auch aussersinnliche Wahrnehmungen haben und die Eltern meine Begleitung im Umgang mit diesen Dingen wünschen. Einige dieser Kinder leiden zusätzlich unter stärkeren Ängsten, andere haben eine Ruhelosigkeit, die eher vom Geist kommt, wieder andere haben Probleme, weil sie Gefühle und Körper schlecht wahrnehmen und sich dadurch nicht so gut ausdrücken können. Auch hier habe ich schon sehr viele verschiedene Dinge gesehen, zu viele, um hier alle auflisten zu können. Deshalb empfehle ich, verschiedenes auszuprobieren, wie etwa die Hohlenübung oder Übungen zur Entspannung, für den Geist oder andere Therapieformen.

Frage

Sie haben mir die Reptilienhirn-Übung empfohlen, die ich auch sofort anwendete. Täglich nach der Arbeit im Zug machte ich sie und verspürte sofort eine große Entspannung der Nerven – jedoch wurden dadurch komischerweise meine Schlafstörungen noch schlimmer! Gefühlsmäßig meine ich, hat es mit den Hühnern in der Höhle zu tun. Ich machte die Übung mit lebenden und toten Hühnern – aber da war kein Unterschied. Danke auch hier für Ihren Rat.

Antwort

In Ihrem Fall stehen die Schlafstörungen in Bezug zu Ihrem sehr aktiven »Geist«. Der Geist ist der Teil von uns, der nicht an Raum und Zeit gebunden ist. Er schläft auch nicht, was in vielen Fällen kein Problem ist, ausgenommen er »langweilt« sich, wie ich es ausdrücke. Einige Menschen haben einen aktiveren Geist als andere, und der braucht dann mehr »Stoff«, mehr Beschäftigung. Der Geist ist sehr, sehr schnell im Verarbeiten von Information im Vergleich zum Verstand, der linear arbeitet. Wenn wir ein Buch lesen, lesen wir die Worte nacheinander; der Geist jedoch nimmt das ganze Buch auf einmal auf (was wir aber leider mit dem Verstand nicht bewusst mitbekommen). Deswegen kann Lesen für den Geist solcher Personen zu langsam vorangehen und sie haben Mühe, sich zu konzentrieren, da sie ständig »abschweifen«. Ich rate Ihnen, eine schwierige Tätigkeit auszuprobieren, die den Geist müde macht. Wenn lediglich der Körper müde ist, hilft dies nicht. Es braucht etwas aktives und/oder schwieriges. Ich empfehle jeweils Computerspiele, Sudoku oder häufigeres Fernsehen, um dem Geist eine größere Anzahl Bilder zur Verfügung zu stellen. Etwas Analytisches ist auch geeignet, etwa das Lösen mathematischer Aufgaben. Ich hoffe, Sie haben hiermit ein paar Anregungen zum Ausprobieren.

Erweiterte Erklärung

Dem Phänomen des sehr aktiven Geistes begegne ich relativ häufig. Generell wird zwar empfohlen, sich auszuruhen, wenn es einem nicht gut geht, weniger zu arbeiten, sich Zeit zu nehmen für sich selbst. Ein großer Teil der Menschen, bei denen ein »Burnout« diagnostiziert wird, leiden meiner Erfahrung nach nicht unter Überbelastung, sondern sind unterfordert. Sie machen zu wenig – oder zu viel vom Falschen. So sind viele Ratschläge, die in Richtung weniger zu arbeiten und sich mehr auszuruhen gehen, kontraproduktiv und bewirken das Gegenteil. Es geht einem Betroffenen damit nicht wirklich besser. Arbeitet er jedoch sehr viel, kann dies in den Augen der anderen als Fehler erscheinen und der Betroffene bekommt Kritik, was ihn verunsichert und dazu bringt, entgegen dem eigenen Gefühl, in der Arbeit kürzer zu treten. Sicher, den »Burnout«, bei dem man überarbeitet ist, gibt es auch, aber diesen Menschen geht es besser, wenn sie weniger machen. Kurz gesagt, man weiß eigentlich, wie man sich fühlt. Doch bei den Betroffenen macht sich meist eine Verunsicherung breit, wenn sie zu stark vom Durchschnitt abweichen und dann auch dem eigenen Gefühl nicht mehr vertrauen.

Frage

Ich möchte gerne die Visualisierungsübung zum Reptilienhirn machen. Im Moment habe ich effektive Probleme, mir meine Existenz sichern zu können. Ich verdiene zu wenig, und das löst ziemliche Ängste aus. Ist es in diesem Fall sinnvoll, diese Übung zu machen?

Antwort

Ja, denn aus der Perspektive des Reptilienhirns droht der Hungertod. Dies ist in der heutigen Zeit jedoch nicht der Fall. Die Übung gibt Ihnen mehr innere Ruhe und Sicherheit, und sie erlaubt Ihnen mehr Kreativität beim Lösen des Problems.

Erweiterte Erklärung

Wenn man reale Existenzprobleme hat, ist es sehr wichtig, auf das Reptilienhirn zu achten, weil es sonst mit »Erstarrung« reagieren kann. Ist das der Fall, kann man erst recht keine Bewerbung schreiben, die man doch so dringend bräuchte, und auch viele andere Dinge nicht angehen, die zu tun wären. Die Handlungsebene ist blockiert. Dies ist sehr ähnlich wie bei einer Depression, kann aber auf der emotionalen Ebene schwer gelöst werden. Deshalb sind viele dieser Menschen verzweifelt, weil sie sich selbst nicht mehr verstehen. Möglich, dass sich daraus eine Depression entwickelt. Viele kommen in dieser Situation zu mir und fragen mich, ob sie vielleicht »von Geistwesen besetzt« seien. Die meisten spüren irgendwie, dass sie nicht depressiv sind. Sie finden aber keine Erklärung für das eigene Verhalten und suchen demzufolge häufig im »unsichtbaren« Bereich nach Antworten, weil sie sich wie »fremdgesteuert« vorkommen. Wenn sie über die Arbeitsweise des Reptilienhirns erfahren, ist das für viele eine große Erleichterung, da es bestätigt, was sie vermuteten.

Frage

Unser 15-jähriger Sohn interessiert sich nicht sonderlich für die Schule, obwohl er intelligent ist. Trotzdem bereitet er sich für seine Tests seriös vor, und zuhause kann er das erforderliche Wissen auch abrufen. Sobald er sich jedoch in der Prüfungssituation befindet, scheitert er kläglich. Wir haben nun schon mehrfach die Höhlenübung mit ihm gemacht, und er hat auch ein Fellstück dabei, aber leider hat es bis jetzt nicht geholfen. Wie können wir ihn noch unterstützen?

Antwort

Wenn die Höhlenübung und das Fell nichts bringen, liegt es nicht am Reptilienhirn, sondern an der, wie ich sie nenne, »anderen« Angst. Und somit auch nicht an der typischen Prüfungsangst. Es geht um Dinge, die vor oder nach der Prüfung geschehen. Ein paar mögliche Beispiele: Angst vor guten Noten; Angst, »beurteilt« zu werden; Angst, unter Druck gesetzt zu werden. Die andere Angst versucht auch etwas zu verhindern, wahrscheinlich nicht die Prüfung selbst, sondern die Folgen. In einem solchen Fall kann man zu ergründen versuchen, welche »Nachteile« gute Noten bringen. Bedeutet das vielleicht noch viel mehr Schule? Bei Erwachsenen ist die Angst vor dem eigenen Erfolg weit verbreitet. Bei Teenager kann dies auch auftreten, aber dabei muss man sich das Umfeld ansehen, insbesondere die subjektive Wahrnehmung desjenigen, um den es geht: Gehört man noch dazu, wenn man gute Noten hat? Möchte man jemand anderen damit einen Gefallen tun – Loyalitätskonflikt? Wo liegt der soziale Vor- oder Nachteil?

Wenn jemand gute Noten hat, steigen häufig die Erwartungen seines Umfeldes. Eine solche Person kann sich vorzeitig beurteilt fühlen – in eine Schublade gedrückt, worin sie gar nicht sein möchte –, weil sie noch nicht entschieden hat, was sie mit ihrem Leben machen möchte. Vielleicht reagiert der Teenager sehr sensibel auf unausgesprochene Gedanken seines Umfeldes.

Es kann auch sein, dass jemand unter Druck nicht arbeiten kann. Eine Übung, die ich hierfür empfehle, ist, seine Arbeiten oder Aufgaben zuhause öfters mit einem Timer zu erledigen. Also sich selbst mit einer Zeitlimite unter Druck zu setzen, um die Nerven zu trainieren. Es gibt bestimmte PC-Spiele, mit denen sich dies auch üben lässt.

Erweiterte Erklärung

Im erwähnten Fall ist das Reptilienhirn nicht die Ursache des Problems, es gibt aber ähnliche Fälle, bei denen das Reptilienhirn eine wichtige Rolle spielt. Dieses sorgt dafür, dass wir von unserer Gruppe nicht ausgeschlossen werden, und das erklärt das Phänomen von der Angst vor dem Erfolg.

Die Angst vor dem Erfolg ist in meinen Beratungen und Kursen immer wieder ein Thema. Vom Reptilienhirn her sind wir von unserer »Gruppe«, den Menschen um uns herum, abhängig. Wenn wir erfolgreich sind oder mehr haben als die anderen, besteht bei vielen die Angst, »verstoßen« zu werden oder sehr viel für die anderen tun zu müssen, um das wieder gut zu machen. Diese Angst ist daher stark abhängig vom persönlichen sozialen Umfeld. Wenn jemand Freunde hat, die auch sehr erfolgreich sind, hat er diese Angst oft nicht. Haben aber viele enge Freunde Probleme und kommen beruflich nicht recht vorwärts, so tun sich manche Menschen schwer, selbst vorwärts zu kommen oder keine Probleme zu haben. Dies betrifft aus meiner Erfahrung nicht nur jüngere Leute, auch ältere Menschen haben häufig Angst, etwas Ungewöhnliches zu tun, etwas, das angeblich nicht zum »Umfeld« passt. Über diese Problematik können viele nicht sprechen, schon gar nicht mit ihren Freunden, da sie ja die Probleme auslösten.

Die Angst »ausgestoßen« zu werden, führt heute nicht mehr zum Tod, weil wir die Gruppe nicht mehr zum Schutz vor wilden Tieren benötigen. Daher kann man diesen Aspekt der Angst bearbeiten. Hinzu kommt der soziale Aspekt. Ich verhelfe den Menschen mittels verschiedener Visualisierungsübungen dazu, es für möglich zu halten, vom Umfeld Unterstützung zu bekommen. Die meisten Freunde helfen einander gerne, das ist das paradoxe an der Sache. Die Angst vor dem Erfolg ist zwar weit verbreitet, doch teilweise so tabuisiert, dass niemand darüber spricht und deswegen auch nicht die Erfahrung machen kann, dass die meisten einen unterstützen und nicht, wie erwartet, ablehnen würden. Selten verliert man den ganzen Freundeskreis, aber genau das wird angenommen. Dieses Beispiel zeigt auch gut die spezielle »Denkart« der Angst, sie denkt immer in den Kategorien »alles« oder »nichts«.

Verschiedene Themen

Frage

Wenn ich mir den idealen Partner vorstelle, verachte ich ja eigentlich gleichzeitig meinen aktuellen Partner, der doch sein Bestes gibt. Trotzdem kann ich nicht von meinen Träumen lassen, was mich in ein Dilemma stürzt. Bitte helfen Sie mir.

Antwort

Von der »Bewusstseinsperspektive« aus gesehen, trägt jeder alle Eigenschaften in sich. Definieren wir einen Menschen, indem wir sagen: »Dieser Mensch ist so oder so«, schränken wir ihn sozusagen ein. Wenn wir von anderen Charakterzügen oder Eigenschaften eines Menschen träumen, lassen wir ihm mehr Raum, diese Eigenschaften zu entfalten. Wir geben ihm mehr Freiraum. Denken wir, dass jemand sich nicht verändern kann, schränken wir ihn ein. Weiter lässt sich dazu noch sagen: Wenn wir dem Gegenüber mehr zutrauen, trauen wir uns selbst automatisch auch mehr zu, weil wir vom großen Ganzen aus gesehen alle Teil voneinander sind. Je mehr wir unserem Gegenüber an Neuem oder Anderem zutrauen, desto mehr Raum geben wir uns automatisch auch selbst. Also träumen Sie ruhig weiter …

Erweiterte Erklärung

Meine Antwort ist für viele nicht einfach zu verstehen. Wie ich aber schon sagte, ist mir die praktische Anwendung wichtiger als das genaue Verstehen. Ich benutze ja auch jeden Tag den Lichtschalter und noch viele andere Dinge, ohne genau zu wissen, wie sie funktionieren – das macht nichts. In einer Partnerschaft darf man ja eigentlich zum anderen nicht sagen: »Du musst dich verändern«. Man sollte ihn lieben, so wie er ist. Ich sehe die Liebe etwas »breiter« und das Gegenüber auch. Dementsprechend denke ich, dass man diesem Gedanken, beim Gegenüber einige Dinge anders haben zu wollen, auch Raum geben darf. Für mich hat jeder Mensch nicht genau diese oder jene Eigenschaften und Eigenarten, sondern ich nehme ihn nur so wahr. Wenn ich »Veränderung« erlaube, gebe ich meinem Gegenüber Raum, andere Seiten von sich selbst zum Vorschein kommen zu lassen. Eine bekannte Glaubensstruktur besagt, dass ich Dinge, die ich an jemand anderem nicht mag, zuerst bei mir integrieren muss und dadurch das Störende beim andern weniger wird. Von der geistigen Perspektive aus gesehen stimmt das. Allerdings stört sich das Ego meistens daran genauso wie zuvor. Also, wählen Sie auch hier eine Glaubensstruktur mit einem möglichst großen Freiraum für alle Beteiligten.

Frage

Ich habe mich vor vier Jahren von meinem Freund getrennt und befinde mich nun schon seit drei Jahren in einer neue Beziehung. Ich denke aber, dass ich meinen Ex-Freund immer noch liebe und weiß nicht, was ich machen soll. So fühle ich mich gegenüber meinem neuen Freund schuldig. Ich bin kürzlich mit diesem Problem zu einer Frau gegangen, die spirituell arbeitet. Sie sagte, zwischen mir und meinem Ex-Freund bestehe eine starke karmische Verbindung und ich müsse diese lösen, sonst werde ich in meiner neuen Beziehung nie wirklich glücklich sein können. Ich möchte bald heiraten und wir planen ein Kind. Diese Frau sagte aber, dass ich keine Kinder bekommen werde, wenn ich nicht zuerst all meine Liebe für meinen jetzigen Partner empfinde. Nun glaube ich nicht wirklich, dass das stimmt, aber es macht mir große Angst. Ich schlafe seit diesem Gespräch nicht mehr gut und träume die ganze Zeit schlecht. Haben vergangene Leben einen Einfluss auf mich, auch wenn ich mich nicht daran erinnern kann? Stimmt es, dass die Frau meine Zukunft sehen kann?

Antwort

Es ist eigentlich ganz normal, einen Ex-Partner noch zu lieben, weil die Liebe aus unendlich vielen verschiedenen Facetten besteht und nicht einfach aufhört, wenn eine Beziehung beendet wird. Was diese Person Ihnen gesagt hat, basiert auf einer Glaubensstruktur, in der die Liebe als etwas Begrenztes angesehen wird. Zusätzlich vertritt die Frau noch die Glaubensstruktur des Karma, in der die Zeit als etwas Lineares betrachtet wird. Diese Aussagen haben Ihnen bestimmt Angst gemacht. Sie sollten deshalb zuerst einmal ein wenig mit der Angst arbeiten, so dass Sie sich beruhigen. Für mich gibt es nicht *die* Zukunft, sondern ich sehe eine Zukunft, die aus sehr vielen Möglichkeiten besteht. Die Frau hat ein mögliches Bild der Zukunft gesehen, eines, das mit ihrer Glaubensstruktur übereinstimmt. Ich empfehle Ihnen, dieses Bild der Zukunft, in der Sie keine Kinder bekommen, trotzdem anzuschauen, weil dieses sowieso eine Weile lang Ihre Gedanken beherrschen wird. Doch machen Sie sich daneben noch ganz viele andere

Zukunftsbilder. Wenn man ein Bild nicht wegbekommt, hilft es, zwanzig zusätzliche zu entwickeln, dann bekommt dieses eine unangenehme Bild weniger Gewicht.

Was sie auch machen können, ist das Üben mit unterschiedlichen Vergangenheiten. Versuchen Sie sich etwa fünf andere Vergangenheiten auszudenken. Eine, in der Sie bei ihrem Ex geblieben sind; eine, in der Sie ihren Ex nie gekannt haben, sondern von Anfang an mit Ihrem jetzigen Freund zusammen waren. Im weiteren eine Vergangenheit, in der Sie jemand anderen geheiratet haben; eine, in der Sie nie geheiratet haben usw. Malen Sie sich diese Varianten so gut wie möglich aus. All dies hilft, um das »parallele« Denken zu üben. Es ist für Sie einerseits wichtig zu verstehen, warum ein Medium Ihnen so etwas sagt, andererseits macht es Ihnen dann auch keine Angst mehr, weil sie wissen: »Gut, diese Person hat mir eine mögliche Zukunftsvariante aufgezeigt, diese gefällt mir aber nicht, ich wähle eine andere für mich aus.«

Erweiterte Erklärung

Zeit, Gleichzeitigkeit und auch die Nicht-Existenz der Zeit erscheinen uns als sehr komplex. Das hängt meiner Meinung nach damit zusammen, dass wir selbst aus »Teilen« bestehen, die in der Zeit leben – wie Körper und Ego –, und »Teilen«, die so halbwegs in der Zeit leben – wie die Gefühle. Die Gefühle reagieren immer gleich auf Ereignisse, ob sie nun vergangen, zukünftig oder gegenwärtig sind. Ein anderer Teil von uns hat die Möglichkeit, sich komplett außerhalb von Raum und Zeit zu bewegen: der Geist.

Nimmt man Eisenbahngleise als Vergleich, kennt das Ego nur ein Gleis, und so platziert es alle Bilder auf dieses eine

Gleis. Der Geist hingegen sieht alle weiteren Gleise links und rechts und macht das daher nicht so. Geist und Ego haben verschiedene Sichtweisen:

- *Aus Sicht des Egos:* Zeit existiert, lineares Modell. Gestern war gestern, das ist jetzt vorbei, morgen ist noch nicht, das wird noch geschehen. Das Ego kann nur eine Version erkennen.
- *Aus Sicht des Geistes:* Zeit existiert nicht, Gleichzeitigkeit. Gestern ist nicht vorbei, morgen existiert jetzt schon. Vereinfacht gesagt: jetzt existieren tausend Versionen von gestern, und ich habe eine Version ausgewählt. Morgen existiert jetzt in tausend unterschiedlichen Möglichkeiten, und ich werde davon eine auswählen.

Viele kommen mit der Frage zu mir: »Ein Medium hat gesagt … stimmt das?« Schwierig ist es, wenn dieses Medium Dinge voraussagte, die in der Zwischenzeit auch tatsächlich geschehen sind. Ich sage niemandem seine Zukunft vorher, weil ich davon ausgehe, ihm damit einige Möglichkeiten wegzunehmen. Diese Glaubensstruktur, dass man die Zukunft voraussehen kann, benutze ich nicht, ich arbeite viel lieber mit dem Aufzeigen von verschiedenen Möglichkeiten. Das Modell der Gleichzeitigkeit hat schon vielen geholfen, wieder auf ihre »Selbstbestimmung« zu vertrauen. Und dazu ist es nicht einmal nötig, dieses Modell völlig zu verstehen.

Frage

Obwohl ich jeden Tag das von Ihnen empfohlene Energiekreisen praktiziere, halten unangenehme Spannungen in Nacken, Gesicht und Schädel an. Wenn ich von etwas Interessantem abgelenkt werde, verschwinden die Schmerzen. Können Sie mir diesen Mechanismus erklären?

Antwort

Ich denke, dass diese Schmerzen nicht im Zusammenhang mit Ihrem Energiefeld stehen. In diesem Fall scheint es das Ego zu sein, das sich genervt fühlt. Ihre Aussage, die Schmerzen würden verschwinden, wenn Sie von etwas Interessantem abgelenkt sind, deutet darauf hin, dass die von Ihnen ausgeübte Tätigkeit nicht interessant genug ist und Sie deswegen belastet. Ich müsste Genaueres wissen, um Ihnen einen exakten Rat geben zu können. Falls Sie damit Ihre Arbeit meinen, aber nicht Ihre Stelle wechseln können oder wollen, rate ich Ihnen, Ihrem Ego generell mehr Raum zu geben, wenn Sie nicht arbeiten. Sie sollten in Ihrem Leben einen besseren Ausgleich von Interessantem und Uninteressantem einführen. Wenn das Ego zu kurz kommt, hält es generell nicht viel aus und man hat keinen persönlichen Spielraum mehr bei »Pflicht« oder »Party«.

Erweiterte Erklärung

Es ist meistens nicht einfach herauszufinden, wieso man Schmerzen hat, und daher ist es auch wichtig, die üblichen Behandlungsmethoden genauso in Betracht zu ziehen wie die »spirituellen« Verfahren. Bei Verspannung kann eine medizinische Massage manchmal mehr bewirken als energetische Übungen. Ich empfehle meistens vieles und verschiedenes auszuprobieren. Man merkt dabei ziemlich schnell, ob es einem gut tut oder nicht. Wenn man sich unter Druck setzt, Schmerzen unbedingt »geistig« zu lösen, kann dies zu einer großen, zusätzlichen psychischen Belastung werden. Deswegen sollte man sich auch leichte oder einfache Lösungen überlegen.

Frage

Meine Mutter ist schon vor längerer Zeit an Alzheimer erkrankt. In letzter Zeit erkennt sie mich kaum noch. Ich weiß auch nicht, was sie von dem, was im Raum um sie herum passiert, mitbekommt. Ich gehe sie zwar noch häufig besuchen, aber es fällt mir schwer, weil sie auf Kommunikation nicht mehr reagiert. Können Sie mir sagen, was ich für meine Mutter tun kann, damit es ihr besser geht?

Antwort

Ich habe häufig mit dieser Art von Erkrankung zu tun. Es gibt zwei Dinge, die helfen können. Erstens, strahlen Sie ihre Mutter mit Liebe an, so richtig von Herzen. Das macht die innere Verbindung bewusster und Sie fühlen sich ihr wieder näher. Ihre Mutter wird es spüren, wenn sie es auch möglicherweise nicht zeigen kann.

Als zweites ist es wichtig, dass Sie die Kommunikation in »Gedanken« aufzunehmen. Menschen mit Alzheimer oder einer anderen Form, bei der die Betroffenen scheinbar nicht mehr voll bewusst da sind, sind im Geist noch absolut anwesend, aber die Verbindung Geist–Körper hat sich verändert. Dies ist für die Angehörigen meist sehr schwer auszuhalten, weil man solche Menschen in ihrer Art, wie sie einmal gewesen sind, nicht mehr wiederkennt. Wenn ich mich gegenüber einer an einem solchen Leiden erkrankten Person befinde, sehe ich den »geistigen« Anteil sehr klar. Er ist meistens in der Nähe des physischen Körpers und kann sich frei bewegen. Auch wenn ich dann jeweils ganz klar mit so jemandem spreche, sehe ich keine körperlichen Anzeichen von Verständnis – je nachdem, wie weit weg sich der »geistige« Anteil vom Körper befindet. Deswegen können diese Menschen den Körper nicht mehr so kontrollieren wie früher und verhalten sich häufig ähnlich wie Kinder, die dies auch noch nicht so gut können, weil sie eben erst beginnen, es zu lernen. Ich erwähne in diesem Zusammenhang gern das Beispiel vom langen Rohr. Wenn wir einem anderen Menschen durch ein langes Rohr etwas mitteilen, kommen die Worte auf der anderen Seite nicht mehr so klar an. Etwa so können wir uns die Verbindung Geist–Körper solchermaßen Erkrankter vorstellen. Einmal geht es gut und sie sind klarer. Wenn sie aber etwas weiter weg sind, ist die »Information verzerrt«, und es ergibt sich der Eindruck, dass diese Menschen nicht mehr wissen, was sie tun.

Ihre Mutter hört Ihre Gedanken sehr klar, deswegen ist es wichtig, in Gedanken mit ihr zu sprechen. Oft ist es ja so, dass man beim Besuch ganz andere Dinge sagt, als man denkt. Ich empfehle Ihnen, häufig mit Ihrer Mutter zu reden, auch dann, wenn Sie nicht im gleichen Raum sind. Es tut ihr gut, weil sie das Gefühl hat, dass sie verstanden wird. Man kann auch Antworten zurückbekommen. Dies ist aber – da ungewöhnlich – etwas schwieriger.

Erweiterte Erklärung

Bei Alzheimer leiden die Familienmitglieder sehr unter dem Verhalten des Betroffenen. Ich nehme in diesem Zusammenhang wahr, dass viele Menschen zeitlebens ihre Gefühle und Gedanken verdrängen. Es ist, als ob alles in einen Koffer gepackt würde. Wenn diese Menschen an Alzheimer erkranken, wird dieser Koffer wieder »ausgepackt«. So ist es vielleicht ein kleiner Trost für die Angehörigen, zu wissen, dass es diesen Menschen gut tut, ihre Gefühle wieder einmal voll herauszulassen, unabhängig davon, welcher Art sie sind. Ich hoffe, das hilft Ihnen ein wenig besser zu verstehen, was passiert.

Frage

Ich wohne schon lange in der Schweiz, aber ich komme ursprünglich aus einem Land, in dem jetzt Krieg herrscht. Es ist für mich schwierig, damit umzugehen, weil ich hier für meine Situation wenig Verständnis finde. Alle sagen, ich müsste glücklich sein, hier zu wohnen und ein gutes, freies Leben zu führen, denn manchmal wünsche ich mir, dort zu sein. Wie kann es mir nur so gut gehen, während es meine Freunde und die Familie dort so schlecht haben. Was kann ich machen?

Antwort

Es gibt mehrere Dinge, die Sie machen können – für das Ego und für den Geist, für die Menschen dort und für Sie selbst hier. Das Ego benötigt Handlungen, um sich wohler zu fühlen. Je nach Religion können Sie vielleicht ein kleines Friedensritual machen. Wenn Sie beispielsweise katholisch sind, können Sie eine Kerze anzünden und beten. Auch die meisten anderen

Religionen kennen eine Form des Betens für jemanden. Bedeutend ist, dass Sie sich dafür Zeit nehmen und eine Handlung mit einbeziehen. Gehören Sie keiner spezifischen Glaubensrichtung an, können Sie zum Beispiel eine Pflanze kaufen, speziell für diese(n) Moment(e) am Tag, an dem/denen sie an die Menschen dort denken. Sie können mit dem Universum reden oder auch mit der Pflanze, und alles, was Ihnen so in den Sinn kommt, jemandem mitteilen oder aufschreiben.

Für Sie selbst empfehle ich, alte Fotos aufzuhängen. Oder suchen Sie im Internet Bilder von der Region, aus der Sie kommen, und hängen Sie diese auf. Sie können auch ein spezielles Album dafür machen. Ideal wäre, wenn als erstes ein Bild der Erde als Ganzes steht. Danach können einige Fotos des Gebietes, in dem Sie geboren worden sind, folgen, und anschließend ein paar Bilder des Ortes, an dem Sie jetzt wohnen. Sie können jedoch auch alle mischen. Im Geist stammen wir nicht von einem spezifischen Ort auf diesem Planeten, sondern wir sind überall zuhause und auch mit jedem Flecken auf diesem Planeten gleichermaßen verbunden. Wenn Sie ein solches Album zusammenstellen, kommen Sie im Ego dieser Einheit etwas näher.

Erweiterte Erklärung

Diesem Thema begegne ich oft, wobei es nicht immer um Krieg geht, sondern etwa auch darum, dass die Familienangehörigen im Ausland unter sehr schlechten Bedingungen leben. Bei vielen sorgt das für schwere Schuldgefühle und sie getrauen sich dann auch nicht, dies anderen mitzuteilen, weil die überwiegende Reaktion die erwähnte ist: Du solltest glücklich sein, weil du es hier viel besser hast. Innerhalb der Familie haben oft nicht alle diese Schuldgefühle, einige sind auch froh, nicht mehr in diesem Gebiet leben zu müssen. Manche sind schon erleichtert, wenn diesem Schuldgefühl Verständnis entgegengebracht wird. In diesem Zusammenhang empfehlenswert sind übrigens die Übungen für das Reptilienhirn und die »normale« Angst.

Frage

Ich bin sehr daran interessiert, meine Realität selbst zu gestalten. So habe ich verschiedene Bücher zu diesem Thema gelesen. Jetzt befürchte ich aber, dass mein Unterbewusstsein wichtige Entscheidungen für mich trifft und ich keinen Einfluss darauf habe. Ich las auch, dass man keinen bewussten Zugang zu seinem Unterbewusstsein hat. Wie komme ich aus diesem Dilemma?

Antwort

Sie sollten sich erst klar werden, dass Sie eine Auswahl an Möglichkeiten haben und die Eigenschaften des Unterbewussten nicht festgelegt sind. Das Unterbewusstsein ist nicht ein Organ, das wir finden und testen können. Weil keine solchen Ergebnisse vorliegen, kann dies eine Erleichterung für Sie sein – außer Sie haben viele Bücher gelesen, die genau das Gegenteil behaupten. Dazu kommt, dass jeder die Freiheit hat zu erleben, was er selbst glaubt. Das bedeutet, jeder Erfinder einer Theorie bekommt seine eigene Theorie bestätigt. Dies haben Sie bestimmt in den Büchern über Realitätsgestaltung gelesen. Daraus resultiert die Frage: »Welchen Typ Unterbewusstsein hätten Sie denn gern?« Ich überlegte dies für mich persönlich auch. Von den Büchern, die ich gelesen habe, waren etwa fünfzig Prozent der Meinung: Mein Unterbewusstsein steuert mich teilweise, ohne dass ich das bemerke und ich habe keinen Zugang zum Unterbewussten. Die andere Hälfte meinte: Mein Unterbewusstsein steuert mich zwar, aber ich habe Zugang dazu, wenn ich mich intensiv damit befasse. Für mich bestätigen diese zwei unterschiedlichen »Wahrheiten«, dass es offenbar niemand so genau weiß und ich auswählen kann. Ich überlegte dann weiter, was für ein Unterbewusstes für mich am besten wäre.

Ich kann Ihnen nur raten, was ich selbst auch »glaube«: Das Unterbewusstsein ist wie ein Archiv, da wird alles aufbewahrt. Aber es ist nicht aktiv, und ich habe Zugang, es steuert oder beeinflusst mich nicht bei Entscheidungen. Möglich ist auch zu denken: Das Unterbewusstsein steuert mich ab und zu. In dem Fall aber mit dem Zusatzgedanken: Es möchte dasselbe wie ich. Dass das Unterbewusstsein ein Problem darstellen kann, ist eine ältere Glaubensstruktur, die in bestimmten Kreisen aber noch weit verbreitet ist. Also, überlegen Sie sich etwas Gutes …

Erweiterte Erklärung

Das Unterbewusstsein ist für viele immer noch ein Problem, eben weil es nicht sichtbar ist und sehr viele verschiedene Glaubensstrukturen dazu existieren. Einige wissen auch gar nicht mehr, was sie jetzt eigentlich glauben sollen und was nicht. Wenn dies auftritt, können Sie ähnlich vorgehen wie bei der »zweiten« Angst.[7] Personalisieren Sie Ihr Unterbewusstsein, geben Sie ihm ein bestimmtes Bild und sprechen Sie mit ihm. Diese Methode ist dieselbe, die ich auch bei der Angst anwende, indem man der Angst zum Beispiel die Form eines

7) in »Angst – Beschützer rund um die Uhr«, S. 33 ff.

Vogels gibt und dann mit diesem Vogel kommuniziert. Diese Methode kann auch mit anderen Instanzen wie dem Ego oder sogar einem bestimmten Gefühl angewandt werden.

Frage

Des Öfteren erwache ich bevor der Wecker klingelt, mit einem Gefühl der Beklemmung. Ich spüre alle schmerzhaften Stellen in meinem Körper und werde mir meiner Sorgen bewusst. Im Verlauf des Tages kann ich mich dann schon wieder fassen und motivieren. Weil ich aber in »The Bleep« gelesen habe, dass gerade der Moment des Aufwachens großen Einfluss auf die Realitätsgestaltung hat, möchte ich denselben positiver gestalten. Bloß wie?

Antwort

In »The Bleep« und auch in anderen Büchern werden immer wieder Gesetze erwähnt, die man befolgen sollte, um zum erwünschten Ergebnis der Realitätsgestaltung zu kommen. Ich empfehle, diese Gesetze eher als mögliche Gesetze anzusehen und nicht als immer gültige. Die meisten Gesetze drehen sich ständig um die gleiche Frage: Was ist positiv, was ist negativ? Ich platziere die »Gut-Schlecht«-Ideologie im Ego und nicht im Geist. Deswegen: Schlecht gelaunt aufstehen oder voller Sorgen sein, fühlt sich zwar schlecht an und man will das nicht (Ego), aber trotzdem ist dieser Zustand genau so göttlich (Geist) wie in bester Laune und voller positiven Gefühle aufzustehen. So benötigen Sie in Ihrem Fall einfach ein anderes Gesetz, nämlich: Wenn Sie am Morgen aufstehen, sofort anfangen, sich Sorgen zu machen und Ihr Körper sich schmerzhaft anfühlt, ist dies ein perfekter göttlicher Zustand, und dieser Zustand hat keine negativen Folgen für Ihre Realitätsgestaltung.

Wenn Sie sich aber trotzdem am Morgen besser fühlen möchten, können Sie verschiedenes versuchen. Eine Möglichkeit ist, sich weiterhin Sorgen zu machen, aber im Bewusstsein, dass das völlig ok ist, Sie sich jetzt deswegen nicht noch mehr Probleme kreieren und sich das auch ganz gut anfühlen kann. Was dem Körper ebenso helfen kann, sind die Übungen für das Reptilienhirn. Eine andere Variante sind Visualisierungen, bei denen Sie sich vorstellen resp. es für möglich halten, dass man sich am Morgen auch meistens gut fühlen kann. Darüber hinaus empfehle ich Ihnen Massagen, Bäder und alles, was den Körper entspannt, bevor Sie ins Bett gehen.

Erweiterte Erklärung

Ein bestimmter Gefühlszustand hat keine bestimmten Folgen, sondern mögliche Folgen. Wenn man wütend ist, heißt das nicht unbedingt, dass man überall abgelehnt wird. Das ist zwar möglich, aber es ist auch möglich, dass man trotz dieser Wut akzeptiert wird. Gehen Sie mit »spirituellen« Gesetzen so um, als ob es Möglichkeiten wären, und schauen Sie, ob diese Möglichkeiten, die in den Büchern angeboten werden, Ihnen gefallen oder nicht. Wählen Sie diejenigen aus, die Ihnen gefallen und Ihnen den Freiraum geben, sich zu fühlen, wie Sie sich im Moment fühlen. Es ist für uns alle normal, sich einmal gut, aber auch einmal schlecht zu fühlen.

Frage

Trotz fleißigen Übens wird meine Konzentrationsfähigkeit nicht besser. Meine Gedanken hüpfen wie wild von einem Thema zum nächsten: Energiefluss und Gefühle trainieren, lösen sich in Sekundenschnelle ab. So kann das doch keinen Effekt haben. Ich möchte mein Bewusstheits-Potenzial so gerne vermehrt einsetzen können.

Antwort

Gedanken, die wild hüpfen, deuten meistens darauf hin, dass der Geist zwar sehr aktiv ist, aber nicht gerade so, wie Sie es im Moment gerne hätten. Wenn der Geist sich langweilt oder unterfordert ist, ist es schwierig, lange bei einer Sache zu bleiben. Wenn Sie sich wünschen, dies zu trainieren, ist etwas Ausdauer gefragt. Hier einige Übungen, die Sie durchführen können – mit Einbezug des Ego, was das Ganze etwas leichter macht.

Als ersten Schritt grenzen Sie das Thema der Übung ein, trainieren Sie also zum Beispiel nur die Gefühle. Nehmen Sie sich vor, die Gefühle in einer bestimmten Reihenfolge zu üben. Etwa zuerst Trauer, dann Liebe, Glück, Wut und zuletzt Eifersucht. Idealerweise üben Sie jedes Gefühl an einem neutralen Beispiel während rund drei Minuten.[8] Für die fünf Gefühle benötigen Sie also zusammen rund 15 Minuten. Stellen Sie einen Timer auf 15 Minuten und beginnen. Der Geist sollte bei der Sache sein, ist er das nicht, lassen Sie sich kurz ablenken, kehren aber sofort wieder zur Übung zurück. Vielleicht gelingt es Ihnen nicht sofort, die drei Minuten einzuhalten, und vielleicht

[8]) die Übungen sind in verschiedenen Ausgaben von »Heilen heute« sowie im Buch »Gefühle, Geist und Ego« beschrieben

schaffen Sie viel weniger Gefühle. Das macht nichts, denn das ist ja die Idee dieses Trainings. Ich würde diese Übung auch nicht gleich zweimal nacheinander machen, sondern höchstens zweimal am Tag. Wenn Sie noch eine weitere Übung machen wollen, nehmen Sie dazu ein anderes Thema, zum Beispiel das Energiefeld. Wichtig ist auch hier eine genaue zeitliche Einteilung. Dies wegen des Egos, das etwas Sichtbares, Messbares wie eben einen Timer und einen Übungsplan benötigt. Mit dem Energiefeld können Sie gleichermaßen vorgehen. Nehmen Sie sich zum Beispiel fünf Minuten, um das innere Energiefeld auszufüllen, danach weitere fünf Minuten für das äußere Energiefeld. Total also zehn Minuten. Stellen Sie wieder einen Timer und schauen Sie am Ende, wie es Ihnen ergangen ist. Es gibt sehr viele mögliche Übungen. Wenn Sie Schwierigkeiten wegen des Abschweifens haben, gliedern Sie die Übung genau auf, und am Ende kann es sogar sein, dass Sie weniger abschweifen als Sie meinen.

Erweiterte Erklärung

Konzentration ist, so bin ich überzeugt, auch ein »Handwerk« und ebenso vergleichbar mit Sport. Übung macht den Meister, und das kann schon ein paar Jahre dauern, je nachdem, welches Ziel man sich vornimmt. Ich empfehle, jeden Tag kurz zu üben, unabhängig von Lust oder Laune. Und es sollte unbedingt darauf geachtet werden, dass man Übungen aussucht, die zu einem passen. Ein bisschen Spaß bei der Sache sollte natürlich sein. Zen Meditation ist zwar hervorragend, aber nicht jedermanns Sache. Wenn man einen »Geist« hat, der sehr sprunghaft ist, sollte man das erste Jahr hauptsächlich Übungen auswählen, die die Konzentration auf ein gewisses Niveau bringen. Es braucht viel Disziplin und Durchhaltevermögen, und es sollte auch beachtet werden, wofür man diese Konzentration braucht. Das Ego wird eher kooperativ sein, wenn man ein attraktives Ziel vor Augen hat.

Frage

Ich besitze einen Hund, der jetzt fast fünf Jahre alt ist. Er war bis vor kurzem eigentlich immer sehr friedlich, bis er eines Tages bei einem Spaziergang im Park von einem anderen Hund angegriffen wurde. Dieser – er war um einiges kleiner – verletzte ihn jedoch nur wenig. Doch nach etwa einer Woche wurde mein Hund aggressiver. Er biss mich zwar nicht, aber er knurrt mich jetzt häufig an, scheinbar ohne Grund. Hat sein Verhalten eine Verbindung zu dem Vorfall im Park? Können Sie mir da weiterhelfen, oder haben Sie einen Tipp, wie ich den Hund beruhigen kann?

Antwort

Wenn bei einem Tier etwas nicht in Ordnung ist, schaue ich immer zuerst, ob auch bei seinem Besitzer ein Problem besteht. Tiere helfen uns häufig, indem sie uns Verhaltensweisen spiegeln, deren wir uns manchmal kaum bewusst sind. So lautet meine Frage hierzu: »Haben Sie sich in letzter Zeit mit jemandem gestritten und waren deswegen wütend, trauten sich aber nicht, die Wut bei sich zu spüren?« Wenn dem so ist, empfehle ich Ihnen zu versuchen, mit der Wut zu üben, wie ich es im Buch »Gefühle, Geist und Ego« beschrieben habe. Es geht nicht darum, Ihre Wut dieser Person mitzuteilen (wenn Sie das nicht wollen), sondern dieses Gefühl bei sich selbst zuzulassen.

Das geht am besten, indem Sie es im Körper spüren. Wenn Sie mit Ihrer Wut wieder in Verbindung stehen, sind die Chancen groß, dass sich Ihr Hund auch wieder beruhigt und die Situation so wird, wie sie vorher war.

Erweiterte Erklärung

Diese Antwort lässt sich aber nicht verallgemeinern. Bei den Besitzern nachzuschauen ist sehr hilfreich, es kann aber auch sein, dass mit dem Tier selbst etwas nicht stimmt, vielleicht hat es Schmerzen oder es ist krank. Ich rate dann auch immer, professionelle Hilfe in Anspruch zu nehmen, insbesondere jene eines Tierarztes. Mit Tieren kommuniziere ich viel auf der geistigen Ebene. Es ist aber wichtig, den Instinkt des Tieres zu respektieren und daher nicht nur auf der geistigen Ebene zu bleiben. Wenn man versucht, die »Natur« des Tieres auszublenden, kann es unter Umständen auch gefährlich werden.

Frage

Wir sind vor etwa drei Monaten in eine neue Wohnung umgezogen. Mein Mann, meine drei Kinder im Alter von 2, 4 und 8 Jahren und ich finden diese Wohnung – schon seit der ersten Besichtigung – wunderbar passend für uns. Sie ist viel größer und heller als unsere alte Wohnung. Sie hat auch ein Gästezimmer, was wir vorher nicht hatten. Ich würde gerne dieses Zimmer benutzen, aber unsere Katze, die wir schon vorher besaßen, weigert sich, in dieses Zimmer hineinzugehen. Jetzt habe ich gehört, dass Katzen feinfühliger sind als viele andere Tiere, und ich mache mir Sorgen, dass mit diesem Zimmer etwas nicht stimmt. In allen anderen Räumen geht unsere Katze ein und aus, nur dieses eine Zimmer meidet sie. Kann es sein, dass es da negativen Energien gibt oder vielleicht Verstorbene, die dieses Zimmer besetzen? Ich habe diesen Raum einmal ausgeräuchert, aber das hat nichts verändert. Was kann ich sonst noch tun?

Antwort

Auch hier ist zuerst die Frage zu klären: »Wie stehen Sie selbst zu diesem Gästezimmer?« Jetzt, wo Sie eines haben, fühlen Sie sich vielleicht verpflichtet, bestimmte Menschen einzuladen, aber der Aufwand ist Ihnen im Moment möglicherweise zu groß, und so haben Sie möglicherweise ein schlechtes Gewissen deswegen usw. Ich rate Ihnen, dieses Zimmer erst einmal nicht als Gästezimmer zu betrachten, sondern zum Beispiel als Hobbyraum oder als Lese- oder Spielzimmer. Symbolisch wäre es wichtig, dass Sie dieses Zimmer annehmen und es nicht als Verpflichtung oder als eine zusätzliche Belastung, die auf Sie zukommt, sehen, weil es wahrscheinlich mehr Arbeit bedeutet. Ich denke, Ihre Katze spürt dies und weigert sich deswegen, hineinzugehen, da dieses Zimmer vom Gefühl her zu sehr abweicht von den anderen Räumen. Auch wenn man ein Gästezimmer hat, heißt das noch lange nicht, dass man Menschen einladen muss. Erlauben Sie sich diesen Freiraum. Wenn Sie dabei ein schlechtes Gewissen haben, können Sie dieses mit Liebe anstrahlen, wie ich es verschiedenenorts beschrieben habe, das hilft bestimmt. Geben Sie sich die Zeit, die sie brauchen, um sich in der neuen Wohnung erst selbst richtig einzuleben.

Erweiterte Erklärung

Im vorliegenden Fall scheint es mir deutlich, dass das Problem nicht beim Tier liegt. Ich empfehle hierbei mit dem Thema »Gästezimmer« zu arbeiten, weil dies einfacher ist, als die Glaubensstruktur über das Verhalten von Katzen zu verändern. Würde man mit der Katze arbeiten, hätte die Person immer noch den Gedanken, negative Energien oder Verstorbene befänden sich im Zimmer, die Katze würde einfach nicht mehr darauf reagieren. Das Problem wäre also immer noch da. Wenn man aber darauf hinweist, dass es auf einfache Art möglich ist, mit dem Gästezimmer zu arbeiten, lenkt man von den Glaubensstrukturen über negative Energien und ähnlichem ab. Da es so keine neuen Glaubensstrukturen braucht, ist die Lösung des Problems einfacher umsetzbar.

Liebe Leserinnen und Leser, ich hoffe, Sie haben einen tieferen Einblick in das »Warum und Wieso« der Dinge bekommen, und ich wünsche Ihnen, dass dieses Buch Ihnen mehr Freiräume und eine Vielzahl von Möglichkeiten öffnet, um mehr sich selbst zu sein, um mehr zu geniessen und natürlich, um noch viel mehr Fragen zu stellen.

Anouk Claes
verlag@allinti.ch

Anouk Claes

Gefühle, Geist und Ego

Die inneren Kraftquellen erkennen und nutzen

Jedes der fünf Hauptgefühle Trauer, Glück, Liebe, Wut und Eifersucht befindet sich im Körper an einem bestimmten Ort. Eines oder mehrere Teile eines Gefühls können aber, ausgelöst durch ein bestimmtes Ereignis, diesen Platz verlassen und sich – einer Flüssigkeit gleich – im Körper verschieben und sich an anderen Stellen festsetzen. Daraus resultieren Einschränkungen im Wohlbefinden, die sich bis zu Krankheiten ausweiten können.

Das bekannte hellsichtige Medium Anouk Claes erklärt in diesem Buch die Gefühle auf umfassende Art und zeigt anhand vieler Übungen und Fallbeispielen aus ihrer Praxis, wie man abgespaltene Teile erkennt und wieder an den ursprünglichen Ort zurückführt, damit sich Wohlbefinden und Gesundheit einstellen können. Darüber hinaus widmet sich die Autorin dem Geist und dem Ego, die von den Gefühlen beeinflusst werden. Sie erläutert, wie Blockaden zwischen den beiden – die sich oft als Antriebslosigkeit und sogar Depression ausdrücken – gelöst werden und sie wieder als Kraftquellen genutzt werden können.

ISBN 978-3-905836-02-8

Allinti
www.allinti.ch

Anouk Claes

Angst

Beschützer rund um die Uhr

Was ist Angst und warum leiden wir unter den verschiedensten Arten von Angst? Was kann man tun, wenn man Angst hat. Was haben Schlafstörungen, Stress, keine Entscheidungen treffen zu können mit Angst zu tun? Wieso schaffen es viele nicht, sich aus einer nicht mehr intakten Beziehung oder einem schlechten Arbeitsverhältnis zu lösen, obwohl sie innerlich dazu bereit wären? Was kann man machen bei Flug-, Platz- oder Höhenangst oder Angst vor Spinnen?

Dieses Buch gibt Antworten auf diese und viele andere Fragen und bietet sehr leicht anwendbare Lösungen, sich wirksam von den Auswirkungen der Angst zu befreien.

Das Medium Anouk Claes zeigt einen gänzlich neuen Weg, indem sie erklärt, dass Angst durchaus einen Sinn in unserem Leben hat – sie schützt uns vor Gefahren. Deshalb darf sie weder verbannt noch verdrängt werden. Es geht darum, zu erkennen, was Angst ist und wie sie sich verhält, sowie um den richtigen Umgang mit ihr. Zahlreiche Praxisbeispiele und Übungen helfen, die Angst nicht auszuschalten, sondern dauerhaft frei von ihren Folgen zu werden.

ISBN 978-3-905836-03-5

Allinti

www.allinti.ch

Anouk Claes, Bee Straumann

Sie & Sie

Trainieren Sie Ihre Hellsichtigkeit und erleben Sie, was geschieht

Erweitern Sie Ihr Leben um einen wesentlichen Aspekt. SIE – Anouk Claes – zeigt Ihnen wie. Und SIE – Bee Straumann – gibt Beispiele, wie sich die gewonnenen Erkenntnisse umsetzen lassen.
Das bekannte Medium Anouk Claes gibt anlässlich ihrer Schulungen einen tiefen Einblick in ihre Art der Wahrnehmung, in ihren Umgang mit den verschiedenen Wirklichkeitsebenen und die praktische Arbeit damit.
Über das Abenteuer der gemeinsamen Entdeckungsreise in die Welt der Energie berichtet Bee Straumann authentisch und abwechslungsreich aus ihrem Erleben als Schülerin.

ISBN 978-3-905836-05-9

Allinti

www.allinti.ch

Anouk Claes

Durchsichtig

Hellsichtigkeit und wie Sie am besten damit umgehen

Viele Menschen, die ihre Hellsichtigkeit trainieren, leiden unter den Folgen. Was kann man tun, wenn die Dinge plötzlich »durchsichtig« werden? Was passiert, wenn man merkt, dass die Menschen ganz andere Dinge sagen als sie denken? Wie geht man damit um, wenn man durch die Fassaden blicken kann? Was macht man, wenn die Vorhänge von Raum und Zeit wegfallen, und was sieht man dann eigentlich? Was kann man tun, wenn Energien, die man normalerweise nicht sieht, plötzlich spürbar werden und man sich selbst darin verliert?

In diesem Buch geht das Medium Anouk Claes auf die vielfältigen Probleme, die bei Menschen mit außersinnlichen Wahrnehmungen häufig auftauchen, ein und zeigt mit Praxisbeispielen und Übungen kreative Lösungen auf.

ISBN 978-3-905836-08-0

Erscheint im Oktober 2010

Allinti

www.allinti.ch

Weitere Bücher im Allinti Verlag:

- Stefan Strässle, Das Geheimnis der Fülle – Wie du als Schöpfer deines Lebens wirkst, Paperback, ISBN 978-3-905836-04-2

- Enid Hoffman, Entwickeln Sie Ihre übersinnlichen Fähigkeiten, gebunden, ISBN 978-3-905836-01-1

- Gijsbert van der Zeeuw, Hellsichtig in Raum und Zeit, gebunden, ISBN 978-3-905836-00-4

- Karin Kastner (Text), Walo Thönen (Fotos), Das Geheimnis der Erotik – Durch Trance die inneren Bilder der Erotik erweitern, 4-farbiger Bildband mit über 50 ganzseitigen Fotos, ISBN 978-3-905836-06-6

•

Heilen heute

Das Ratgeber-Magazin für
»Heilen – Heilung – Selbstheilung«

»Heilen heute« erscheint 4 x jährlich jeweils zu Beginn der neuen Jahreszeit. Erhältlich im Abonnement und in der Schweiz am Kiosk.

Allinti

www.allinti.ch